AF502107

DE

L'HYDROÉMIE ANHÉMIQUE

OU

CACHEXIE AQUEUSE DU CHEVAL.

DE

L'HYDROÉMIE ANHÉMIQUE

OU

CACHEXIE AQUEUSE DU CHEVAL,

ET DE

LA CONGESTION SANGUINE APOPLECTIQUE DU MOUTON ;

MÉMOIRES

COURONNÉS PAR LA SOCIÉTÉ D'AGRICULTURE DE CHATEAU-THIERRY.

ET

Approuvés par le Conseil général de l'Aisne,

PAR P. CHARLIER,

MEDECIN-VÉTÉRINAIRE A REIMS, MEMBRE DES COMICES AGRICOLES
DE L'ARRONDISSEMENT DE CHATEAU-THIERRY ET
DU DÉPARTEMENT DE LA MARNE.

Guérir, c'est une belle chose,
Prévenir, c'est encore mieux.

A REIMS,

CHEZ L'AUTEUR, PLACE ROYALE.

1845.

IMPRIMERIE DE ASSY ET COMP., LITOGRATHES, A REIMS,
Rue de l'Échauderie, 9.

AVANT-PROPOS.

Les mémoires qui forment cet opuscule ont trait à deux maladies graves et fréquentes qu'on peut facilement confondre avec d'autres affections essentiellement différentes par leur nature, et qui, prises trop tard, mal traitées ou abandonnées à elles-mêmes, enlèvent la plus grande partie des individus qu'elles attaquent.

Régnant le plus ordinairement à l'état enzootique dans les grandes exploitations rurales, quelquefois même à l'état épizootique, l'hydroémie anhémique, ou cachexie aqueuse du cheval, et la congestion sanguine apoplectique du mouton font éprouver chaque année dans l'agriculture des pertes considérables.

Réunir et publier mes observations cliniques sur ces deux maladies, ce n'est pas engager les cultivateurs à traiter eux-mêmes leurs animaux malades. Les difficultés de la médecine vétérinaire sont trop grandes pour qu'il puisse en être ainsi ; c'est chercher à leur indiquer les premiers soins à donner au début de ces affections, en attendant qu'une main éclairée vienne diriger l'emploi des moyens curatifs ; c'est chercher surtout à les mettre en garde contre les erreurs grossières des *guérisseurs* qui, par le traitement le plus irrationnel, détruisent trop souvent les ressources que nous offre la science médicale.

Pour mieux parvenir à mon but, j'ai cru utile de fixer l'attention des propriétaires d'animaux domestiques, sur la nature, les causes, les symptômes, les lésions anatomiques, le traitement de chacune des deux maladies, et je me suis attaché principalement à faire connaître les moyens hygiéniques capables de s'opposer à leur développement.

L'insertion de ces deux mémoires dans le Recueil de médecine vétérinaire, les récompenses honorables qui m'ont été décernées par la Société d'agriculture de l'arrondissement de Château-Thierry, et par le conseil général du département de l'Aisne, prouvent assez, je pense, leur utilité pratique.

HYDROÉMIE ANHÉMIQUE

OU

CACHEXIE AQUEUSE DU CHEVAL.

SYMPTOMES.

Première période ou début (1). Le cheval qui va devenir cachectique n'a plus cet œil vif et brillant qu'il avait dans l'état de santé, la conjonctive est pâle et quelquefois infiltrée de sérosité ; pourtant il paraît gai encore, son appétit n'est que peu ou point diminué, quoiqu'il mange les aliments avec plus de nonchalance, notamment quand il est fatigué ; la peau perd de sa souplesse; les poils se piquent ; quelques malades bâillent de temps en temps : chez ceux-ci la soif est souvent ardente ; les reins ont encore une certaine sensibilité ; la respiration et les battements du cœur sont à peu près dans leur état normal ; les pouls n'offrent rien de bien remarquable; l'urine est claire, quelquefois jaunâtre et diminuée.

(1) La maladie présentant une foule de nuances, qui peuvent tromper le praticien lui-même, j'ai cru devoir la diviser en trois périodes distinctes, afin qu'il soit plus facile de la reconnaître, et parce que le traitement n'est pas au déclin ce qu'il est au début.

Pendant l'exercice si on force un peu l'animal dans sa marche, on voit qu'il chancelle sur ses membres, principalement sur les postérieurs ; la respiration s'accélère, les battements du cœur sont plus forts ; si on le fait travailler il paraît mou, insensible au châtiment et est bientôt couvert de sueur.

Ce sont là au début les seuls symptômes qui peuvent, avec les commémoratifs, très-importants, surtout dans cette maladie, mettre le vétérinaire sur la voie du diagnostic, et encore dans la majorité des cas ne peut-il le porter que d'une manière générale, car alors l'économie tout entière paraît malade.

Le sang à cette période ne donne pas de renseignements bien importants.

Ainsi, une décoloration des muqueuses, un léger trouble des fonctions digestives, une gêne assez marquée de la respiration, une précipitation des battements du cœur au plus léger exercice, enfin un affaiblissement des forces musculaires : tels sont les premiers signes de l'invasion de la maladie.

Cet état peut durer plus ou moins long-temps, cela dépend du travail et du régime auquel l'animal est soumis. S'il est au repos et assez bien nourri, l'invasion de la maladie peut durer deux et trois mois ; si on le fait travailler, elle fait en peu de temps des progrès effrayants.

Deuxième période. — Ce qui frappe le plus et tout d'abord dans cette période, c'est le grand affaiblissement des forces musculaires : l'animal ne marche plus qu'avec hésitation, avec crainte, il chancelle de plus en plus, se jette de droite et de gauche, paraît comme éreinté; souvent il sue à l'écurie, ne se couche pas et maigrit considérablement. Quelques malades ont des tremblements généraux, chez tous les veines sous-cutanées se dépriment, les poils se rebroussent, la tête est portée basse, le ventre est levretté ou météorisé. D'autres ont des œdèmes partiels, tous ont les membres engorgés et sont comme bouffis aux parties déclives par l'infiltration séreuse du tissu cellulaire sous-cutané; les flancs sont cordés, la respiration est accélérée, faible et plaintive, on l'entend en appliquant l'oreille près des naseaux; d'ailleurs, on peut exaspérer ce symptôme en faisant faire quelques pas à l'animal. La conjonctive, qui reflète souvent une teinte rouge lavé, est infiltrée, pâle ou recouverte de pétéchies; l'injection de ses vaisseaux capillaires a complètement disparu; le pouls paraît assez élevé et accéléré, mais beaucoup moins résistant que dans l'état normal et dans les maladies inflammatoires; les battements du cœur sont violents, précipités et tumultueux; le bruit de souffle se fait entendre à chaque contraction ventriculaire. Les urines sont plus fréquentes et plus claires qu'à la première période; les excréments sont aussi plus mous et contiennent des aliments mal digérés; des borborygmes (ou bruits dans le ventre) forts et fréquents s'entendent d'assez loin; quelquefois les articulations craquent fortement pendant la marche. Chez certains malades, un épistaxis vient s'ajouter à tous ces symptômes. Enfin, lorsque cette période est déjà fort avancée, si on applique des sétons, on a beaucoup de peine à arrêter le sang qui, décoloré et éminemment séreux, filtre par les incisions; il semblerait que c'est de l'eau qui a lavé les chairs. La suppuration a aussi beaucoup de peine à s'établir; pendant les premiers jours, il ne s'écoule que de l'eau rousse. L'appétit se conserve et paraît même quelquefois augmenter. Le soir, il y a toujours exacerbation des symptômes et accélération du pouls. Le sang tiré à la jugulaire, au lieu d'être rouge et épais, est clair, décoloré et peu coagulable.

Lorsque la maladie est arrivée à cet état, qu'elle n'est point arrêtée dans sa marche, soit qu'elle ait résisté au traitement, soit qu'elle ait été abandonnée à elle-même, elle passe promptement à sa troisième période dont voici les symptômes :

Troisième période. — Aux symptômes précédents viennent s'en ajouter d'autres plus frappants encore. Les animaux ne mangent presque plus, et le peu qu'ils mangent, c'est d'une manière irrégulière, en s'interrompant fréquemment; ils battent des flancs au moindre exercice et même au repos; la peau, souvent sèche, quelquefois adhérente, a toujours perdu de sa souplesse; la périphérie du corps et les extrémités deviennent froides, les yeux s'enfoncent dans les orbites, souvent le pénis est pendant, l'orifice anal se retire dans le fond du bassin et reste à demi béant, toutes les muqueuses apparentes pâlissent de plus en plus, le pouls est insensible, filiforme, les battements du cœur sont plus précipités et moins tumultueux. Le pouls veineux se fait remarquer dans les deux jugulaires; on croirait que le sang des veines remonte vers la tête. La respiration s'accélère considérablement, l'air expiré est froid, le dessous de la poitrine, du ventre, le fourreau et les mamelles œdématiés; les borborygmes sont plus fréquents, l'urine plus rare; bientôt une diarrhée collicative se déclare, les œdèmes disparaissent, et les animaux qui, depuis le début de la maladie, ne se couchaient plus, tombent comme paralysés, ont des contractions spasmodiques très-violentes des membres, de l'encolure et des muscles de la face, contractions qui précèdent toujours la mort de quelques heures.

Tel est le tableau le plus fidèle qu'il m'a été possible de tracer, pour faire connaître aux cultivateurs une maladie qui, chaque année, multiplie ses victimes; est-il bien complet? Hélas! je sais que beaucoup de lacunes existent encore dans la description des symptômes, car la cachexie aqueuse du cheval, comme toutes les maladies en général, varie suivant une foule de circonstances, qui souvent sont inappréciables. Ainsi pendant les chaleurs, quand déjà la force d'agrégation des principes constitutifs du sang est affaiblie, que le mouvement de composition ne fait plus équilibre avec celui de décomposition, la cachexie semble marcher à pas de géant, et il suffit de quelques jours de fatigue pour détruire complètement l'harmonie vitale. Il est des animaux même qu'on ne croyait pas malades, qui sont morts dans les traits; on s'était seulement aperçu à l'avance qu'ils n'avaient plus la même ardeur au travail.

En tout temps et dans toutes les localités, la maladie peut aussi en quelque sorte affecter la forme d'une hydroémie simple, ou plutôt l'hydroémie paraît dominer l'anhémie ; alors, malgré tous les signes qui caractérisent l'appauvrissement du sang, le malade offre souvent une apparence d'embonpoint : cet embonpoint, qu'on ne s'y trompe pas, n'est qu'un état d'obésité cachectique, ou une espèce d'hydropisie du tissu cellulaire et adipeux.

Si, comme il arrive encore, l'anhémie domine l'hydroémie, la maigreur est toujours plus prononcée, et chez quelques sujets, le squelette paraît en relief sous la peau (1).

Mais ce qui ajoute à l'obscurité et à l'embarras pour le diagnostic, c'est qu'indépendamment des phénomènes morbides symptômatiques qui coïncident avec les lésions du système nerveux ganglionaire et semblent devoir attirer tout l'intérêt, la maladie se complique parfois de l'inflammation d'un ou plusieurs organes et que, tout en même temps que le cheval est sous le coup d'une altération profonde du fluide nourricier, il peut se développer chez lui une congestion intestinale, une congestion pulmonaire, une inflammation aiguë ou chronique

(1) Nous avons vu aussi l'hydroémie revêtir un cachet thyphoïde, chez MM. Thibault, cultivateur à Olizy (Marne), Lamy, de Courdoux, Duphot, de Breuil, etc. Dans ces deux dernières fermes, l'autopsie me démontra, outre la pâleur des tissus et les épanchements séreux, des ulcérations plus ou moins nombreuses, superficielles ou profondes, tantôt isolées, tantôt agglomérées et confondues entre elles, siégeant plus particulièrement dans l'épaisseur de la muqueuse de l'intestin colon.

Chez M. Thibault nous ne fîmes point d'autopsie, mais notre collègue M. Dénoc, de Châtillon, remarqua à peu près les mêmes lésions. (*Recueil de médecine vétérinaire*, cahier de mai 1845.)

générale ou partielle de l'un ou l'autre des organes splanchniques.

Pour expliquer comment ces complications peuvent survenir dans une maladie essentiellement adynamique, il nous faudrait entrer dans de trop grands détails et sortir hors des limites de notre travail ; qu'il nous suffise de dire que les causes qui provoquent le développement de ces affections sur des animaux en bonne santé, peuvent aussi les déterminer chez des chevaux cachectiques; et pour prouver leur existence possible, il nous suffira de rappeler que MM. Andral. Gavaret et Delafond, dans leurs belles et savantes recherches sur la composition du sang, ont reconnu sur des moutons affectés de cachexie aqueuse, quatre cas de pneumonite aiguë, un de bronchite aiguë, un d'hépatite avec inflammation manifeste du péritoine, et sur un cheval rendu cachectique par des saignées abondantes qu'on lui pratiquait à titre d'expérience, une pneumonite dont une dyspnée subite annonça l'invasion et l'autopsie démontra l'existence. Toutes ces phlegmasies étaient venues compliquer la maladie primitive (1). De pareils cas s'observent souvent aussi dans la pratique.

Si donc on s'en rapporte à un examen superficiel,

(1) *Recueil de médecine vétérinaire*, cahier de mars 1843, page 174.

En 1844, nous avons vu, de concert avec plusieurs de nos confrères, chez MM. Déplanche, de Malval, le duc de Courtecon, Vély, d'Ivry, etc., la cachexie se compliquer de fièvre ataxique. Quelques-uns des malades présentaient des symptômes vertigineux tellement violents, qu'il était facile de prendre le change sur la nature du mal.

sans signes commémoratifs, on prendra souvent la cachexie pour une inflammation intestinale, pour une affection du cœur dont les battements n'en sont qu'un des symptômes, pour une pneumonite, une pleurésie, une péritonite, etc., etc.; car elle apparaît diversement chez bien des sujets. Ici elle commence par une gêne de la respiration; là par un abattement général; sur celui-ci par un manque d'appétit, quelques coliques passagères, l'expulsion de crottins durs et même coiffés; sur celui-là par un chancellement dans la marche qui la fait prendre pour la fourbure par les hommes étrangers à la médecine. Toutes prétendues affections qui ne sont dans cette maladie qu'un symptôme dominant ou les signes d'une complication.

Ce n'est qu'en étudiant avec soin sur le cadavre les parties lésées, qu'on a pu bien découvrir la véritable nature du mal, et partant en déduire une indication rationnelle, curative et préservative.

Autopsie.

1° *Extérieur du cadavre.* — Le cadavre est souvent ballonné, le tissu cellulaire sous-cutané et intermusculaire est infiltré d'une sérosité roussâtre qui répand une fort mauvaise odeur pour peu qu'on tarde à faire l'ouverture; les chairs sont pâles et se déchirent facilement.

2° *Poitrine.* — Les poumons sont le plus ordinairement sains; on n'y voit aucune trace d'inflammation, leur tissu cellulaire est infiltré d'une sérosité qui, là comme partout, remplit les mailles de la trame celluleuse. Dans l'épaisseur de ces organes on remarque souvent des taches rouges dont la largeur varie depuis celle d'une lentille jusqu'à celle d'une pièce de 50 centimes. Les plèvres et le péricarde n'offrent point de traces d'inflammation, mais leur cavité contient toujours un épanchement de sérosité roussâtre et même rougeâtre très-claire et non visqueuse, abondante dans beaucoup de cas. Jamais on ne remarque de fausses membranes, comme dans la pleurésie avec épanchement. Le cœur est souvent pâle et ses parois distendues; son tissu musculaire est flasque et se déchire avec facilité; ses cavités ne contiennent qu'une petite quantité de sang peu coagulé qui s'échappe des gros vaisseaux à cause de sa grande fluidité. Les ventricules présentent intérieurement de larges taches noires qui sont dues, sans aucun doute, aux battements violents de cet organe pendant la vie. L'intérieur des veines et des artères est pâle.

3° *Abdomen*. La cavité abdominale renferme presque toujours une grande quantité d'eau rousse. Le péritoine n'est nullement enflammé, les intestins, la rate, le foie, les reins, la vessie, en un mot tous les organes abdominaux, sont d'une pâleur extrême. Souvent on remarque de nombreuses pétéchies dans l'épaisseur des parois intestinales; la cavité du tube digestif est distendue par des gaz et ne contient que très-peu d'aliments mal élaborés; la muqueuse offre parfois çà et là de légères traces d'inflammation ou bien encore des ulcérations isolées ou agglomérées. La vessie ne contient qu'une très-petite quantité d'urine et son intérieur présente souvent des pétéchies.

Nature et Causes.

Quelle est la nature de cette maladie? J'hésite à aborder cette question si difficile à résoudre dans toutes les maladies, mais plus encore dans celles qui règnent épizootiquement. Cependant, en m'appuyant sur l'opinion de mes savants professeurs, MM. Delafond et Renault, et en me rappelant les faits de maladies sporadiques semblables que j'ai pu étudier à la clinique de l'école d'Alfort, je serais assez porté à croire que l'affection que je viens de décrire tient à une altération des éléments constitutifs du sang avec prédominance du principe aqueux et diminution des matériaux solides. C'est pour parler le langage proposé dans ces derniers temps, une hydroémie compliquée d'anhémie, ou mieux encore, comme vient de le dire M. Ligné (1), une cachexie aqueuse en tout semblable à celle du mouton, que les cultivateurs connaissent sous le nom de *lessive* ou *pourriture*.

Les symptômes pendant la vie, les altérations après la mort, témoignent de la vérité de cette assertion. A quelle autre cause qu'à une altération du liquide circulatoire peuvent être attribués et cette prostration profonde des forces, et ces épanchements séreux du tissu cellulaire et des cavités splanchniques, et cette décoloration générale des chairs que présente le cadavre?

Mais de toutes les lésions, la plus caractéristique est celle du sang lui-même ; ce liquide n'a plus ni sa couleur

(1) *Recueil de médecine vétérinaire*, cahier de janvier 1843.

ni sa consistance normales. Recueilli dans un hématomètre, il se coagule très-lentement; son caillot blanc, sans solidité, ressemble à une véritable gelée tremblante; sa partie cruorique, considérablement diminuée, forme au fond du vase comme une boue noirâtre.

En présence de telles altérations, est-ce aller au-delà d'une saine interprétation des faits, que d'admettre que, dans cette maladie, les tissus privés de cette tonicité, dont la source est dans le sang et le système nerveux, se laissent imbiber comme des éponges par le liquide aqueux dont la proportion est si considérable dans l'appareil circulatoire?

Causes. — Mais quelle est la cause de cette modification dans les éléments constitutifs du sang, modification qui se traduit du vivant de l'animal par l'ensemble phénoménique que je viens d'essayer de décrire? Question importante, car c'est dans sa solution que doit se trouver la base du traitement prophylactique.

Souvent, dans la recherche des causes d'une maladie, l'expérience vient démentir ce que le raisonnement semblait avoir expliqué; aussi ne saurait-on trop se mettre en garde, dans l'appréciation des circonstances qui précèdent ou accompagnent l'apparition d'une maladie épizootique, contre cette tendance qu'a naturellement l'esprit à les lier par un rapport de causalité à la maladie elle-même. Pour éviter l'écueil que je signale, je vais exposer simplement les circonstances dans lesquelles l'épizootie s'est déclarée.

Et d'abord, j'indiquerai comme un fait remarquable, au point de vue de l'étiologie, cette parcimonie des cultivateurs de quelques localités de notre département et de beaucoup d'autres sans doute, qui croient faire un bon calcul en économisant pendant l'hiver sur la nourriture des chevaux de travail. Dans un grand nombre de fermes, on réserve les meilleurs aliments pour les troupeaux de moutons, et l'on ne donne aux chevaux que de la paille, un peu de foin et presque pas d'avoine. De cette manière on préserve de la cachexie aqueuse les bêtes ovines, même dans les années les plus humides; mais, par une terrible compensation, cette méthode aboutit à faire de cette maladie le funeste apanage de l'espèce chevaline.

Le cheval, en effet, est un des animaux pour lesquels la nourriture ne peut être ménagée sans impunité. Utilisé exclusivement pour ses forces motrices, cet animal fait journellement des dépenses musculaires qui doivent être réparées sans cesse par une alimentation bienfaisante, si l'on ne veut voir son économie détériorée et appauvrie, en proie aux maladies les plus redoutables.

Les faits qui se passent aujourd'hui sous nos yeux démontrent la vérité de cette assertion. Dans nos pays montagneux les charrois sont pénibles et exigent une grande déperdition journalière de la part des moteurs; de même aussi les travaux des labours; et l'alimentation étant insuffisante pour la réparation des pertes, on voit une épizootie sévir sur l'espèce chevaline, épizootie meurtrière qui, par l'ensemble des phénomènes qui la caractérisent, témoignent de l'appauvrissement de la constitution.

Si nous ajoutons que jusqu'aujourd'hui les chevaux

ont dû forcément consommer les fourrages de mauvaise qualité de la récolte de 1841, on concevra mieux que la maladie se soit davantage généralisée depuis plusieurs mois et ait régné avec plus d'intensité.

Quant à l'opinion émise par M. Ligné, mon collègue, que les fourrages artificiels sont la cause de cette maladie, je suis loin de la partager. Bien au contraire, dans beaucoup de localités de notre département où les chevaux sont exclusivement nourris d'avoine et de fourrages artificiels, la maladie est presqu'inconnue ; j'ajouterai même que, sous l'influence de cette alimentation substantielle, les maladies prennent d'ordinaire un caractère franchement inflammatoire. Je dois dire ici que je n'entends parler que du sainfoin, de la luzerne et du trèfle de première coupe ; les fourrages de seconde coupe, peu succulents, pourraient, je ne le nie pas, favoriser chez le cheval le développement de la cachexie.

Dans nos pays les travaux sont inégalement répartis pendant les différentes saisons de l'année : en hiver, les chevaux sont souvent condamnés à une inactivité forcée, c'est à peine si on leur donne un peu d'exercice, et le peu qu'ils font, ce n'est que par boutades, par secousses ; puis lorsque vient la saison des travaux, les animaux sont soumis tout-à-coup à des fatigues longues, soutenues et pénibles ; de là une cause d'usure, d'appauvrissement profond qui se traduit par l'état cachectique.

Quoiqu'il soit parfois impossible de faire travailler les chevaux pendant l'hiver, il faut cependant tâcher de les exercer, car l'exercice est indispensable à la santé des animaux comme à celle de l'homme; seul il développe l'énergie et la force. « Une partie reste-t-elle » dans l'inaction, dit Rostan, les saillies musculaires » s'affaissent, et si le repos est général, l'action du » cœur et du cerveau se ralentit manifestement, la » chaleur animale diminue, et les mouvements orga- » niques des autres viscères qui sont sous leur dépen- » dance tombent dans une funeste inertie. » Comparons le bras musculeux du boulanger et du forgeron avec celui de l'écrivain, et nous en aurons la preuve évidente.

Mais si le défaut d'exercice est une cause d'affaiblissement général par suite de l'inaction des organes; un travail au-dessus des forces des animaux peut amener l'usure et la ruine de l'individu. Ainsi, j'ai toujours remarqué que c'était justement les animaux les plus robustes, les plus ardents dans les harnais, ceux soumis à des travaux épuisants, qui étaient les premiers victimes de la maladie.

Les travaux excessifs produisent surtout leur funeste influence sur les poulains et les jeunes chevaux qui arrivent du pays d'élèves; car la période la plus critique de la vie du cheval est, à n'en pas douter, celle de deux ans et demi à cinq ans. A cette époque aucun organe n'est parvenu à son complet développement, et il s'opère dans l'économie un travail extrêmement important: la dentition.

Il est vraiment déplorable de voir dans certaines fermes ces pauvres animaux, mal conduits, mal soignés, passer sans transition et sans relâche, d'un repos absolu ou d'un travail léger à des fatigues excessives. De bonne heure ils montrent tous les signes de l'usure sénile, et quand vient l'âge où, dans l'ordre de la nature, ils devraient avoir toute leur énergie, s'ils ne succombent pas, ils sont incapables de rendre de bons et utiles services. On est bien ennemi de son intérêt, a dit Grogner, quand, à grands coups d'aiguillon ou de fouet, on prétend donner aux jeunes animaux la force et la vigueur que la nature n'a pas encore développées.

Les grandes chaleurs ne sont peut-être pas non plus sans influence sur le développement de la maladie. Existe-t-il, en effet, une cause plus efficiente d'affaiblissement général qu'un travail forcé sous l'action d'une haute température ?

A cette cause j'ajouterai l'influence de l'air vicié par des émanations miasmatiques que les animaux respirent dans les écuries trop étroites où ils sont entassés : là, une chaleur humide les épuise en même temps que la respiration qui, au lieu d'être réparatrice, introduit sans cesse dans leur constitution un principe nuisible, dont les effets doivent tôt ou tard se manifester.

L'expérience m'a démontré la puissante efficacité de cette dernière cause. Il m'est arrivé de faire pratiquer des ouvertures à des écuries trop étroites, où l'air pénétrait à peine, de les faire élargir et élever, et dans les fermes où ces sages précautions ont été prises, j'ai vu l'épizootie cesser ses ravages.

Une autre cause aussi qui peut favoriser le développement de la maladie, c'est la mauvaise habitude qu'ont encore beaucoup de cultivateurs de ne faire, pendant l'hiver, qu'une attelée par jour, et de laisser les chevaux se reposer en plein air, justement dans la saison la plus froide, la plus pluvieuse, celle pendant laquelle l'atmosphère est chargée d'épais brouillards, dans nos contrées surtout où le sol argileux ne laisse point pénétrer l'eau des pluies. Ce qui paraît appuyer cette dernière assertion, c'est que c'est principalement dans les vallées boisées et humides où l'on suit cette vicieuse méthode, que la maladie a sévi avec le plus d'intensité.

Telles sont les circonstances les plus frappantes au milieu desquelles l'épizootie s'est toujours déclarée. Ces causes expliquent-elles suffisamment son apparition? Donnent-elles la raison de son existence? Je ne puis me dissimuler qu'il y a encore quelque chose qui échappe dans cette recherche étiologique à nos investigations.

La recherche des causes d'une maladie qui règne épizootiquement est toujours un difficile problème dont l'*inconnu* vous échappe souvent.

Les chevaux mous, à formes empatées, d'un tempérament lymphatique, dont le sang est pauvre en globules, ceux affectés de maladies anciennes ou épuisés par de fortes maladies aiguës, ceux enfin dont l'appareil masticateur et disgestif est détérioré, sont, toutes choses égales d'ailleurs, plutôt frappés d'hydroémie anhémique ou de toute autre affection adynamique, que les chevaux bien constitués et éminemment sanguins.

Traitement.

La maladie qui nous occupe, considérée dans l'ensemble et la succession de ses symptômes, offre, comme nous l'avons vu, de si grandes dissemblances, suivant sa période d'invasion, d'état ou de déclin ; elle présente aussi, suivant l'âge, la constitution individuelle et les conditions diverses où sont placés les chevaux, des symptômes si différents, que souvent on se trouve embarrassé pour établir un diagnostic certain, et partant un traitement convenable.

L'insuccès que j'avais eu chez quelques animaux à la deuxième période du mal, commençait à me décourager; mais je ne me laissai point abattre, et bientôt, par l'emploi combiné des révulsifs à l'extérieur, des médicaments toniques et excitants donnés avec persévérance et à forte dose à l'intérieur, en secondant leur effet par une alimentation substantielle, de facile assimilation, je parvins à triompher du mal.

Pour cette maladie, plus que pour toute autre encore, on doit prendre en considération ses degrés, ses causes, le tempérament du sujet qui en est atteint et ses diverses complications : ainsi si elle est accompagnée de l'inflammation de quelque viscère, la saignée, bien que toujours contre-indiquée dans les maladies essentiellement cachectiques, ici peut être employée avec avantage.

D'après ce qui précède, je crois pouvoir affirmer qu'il est tout-à-fait impossible d'établir un traitement fixe, convenable à tous les malades; je dirai même qu'il serait dangereux d'être exclusif dans l'emploi des méthodes curatives, et que la cachexie a souvent une terminaison fatale, parce que le traitement mis en usage n'est pas approprié à l'état du malade.

Traitement de la première période. — Lorsqu'il y

a seulement hydroémie anhémique ou état cachectique pur et simple, la première indication à remplir est de chercher à rétablir l'équilibre entre les principes constitutifs du sang, qui tend à se détruire. Et pour y parvenir il faut tout d'abord donner une nourriture de facile digestion, qui renferme sous un petit volume beaucoup de matériaux alibiles : le grain cuit, tel qu'un mélange à parties égales, de blé, d'orge et de seigle, auquel on peut ajouter du son et une poignée de sel de cuisine ; une demi-ration d'avoine, le bon foin, ou plutôt la bonne luzerne de première coupe (celle-ci étant plus nutritive et se digérant plus facilement) ; les farines de féverolles et autres légumineuses ; les lentilles, la bizaille, les vesces à demi battues, données avec modération, enfin la paille de bonne qualité, conviennent parfaitement pour régénérer le sang et lui rendre ses propriétés primitives ou excitantes.

Pour boisson , eau blanchie nitrée, faite avec un mélange de farine d'orge et de blé. On pourra rendre cette eau fortifiante au moyen de fer rouillé mis à l'avance au fond des vases.

Application de deux sétons animés au poitrail , quelquefois sur les côtés de la poitrine ou bien aux fesses ; une ou deux purgations légères à la crême de tartre ou mieux avec l'aloès ; si les défécations sont difficiles , lavements d'eau de son, rendus légèrement excitants par une petite quantité de vin ou une infusion de plantes aromatiques ; logements bien aérés et sans courants d'air , bouchonnements vigoureux et fréquents , petites promenades au pas quand le temps est beau , bonne couverture de laine s'il fait froid.

Quelquefois, dans le courant de cette période, je fais prendre des poudres toniques que l'on ajoute à la provende.

Souvent ces soins ont été suffisants pour arrêter les progrès de la maladie, surtout chez les chevaux jeunes, bien constitués, qui n'ont pas été soumis trop longtemps à des causes débilitantes et épuisantes ; en augmentant graduellement leur nourriture, au bout d'un mois de convalescence, on a pu les remettre petit à petit au travail ; mais chez d'autres sujets, ces moyens n'ont fait qu'affaiblir l'intensité du mal sans en entraver la marche.

Je dois faire remarquer que jamais je ne prescris la diète à cette période, et encore bien moins à celle qui va suivre.

Traitement de la deuxième période. — C'est ici surtout que le vétérinaire a besoin de toute son énergie et de toutes ses connaissances médicales pour appliquer à la cachexie le traitement qui lui est convenable. A cette période, en effet, les matériaux nutritifs du sang sont considérablement diminués, le système nerveux a perdu toute sa force, les tissus affaiblis n'ont plus de tonicité, et il s'agit pour ainsi dire de reconstituer de fond en comble l'édifice animal qui menace ruine.

L'hydroémie anhémique est une des maladies les plus redoutables pour l'espèce chevaline, et les difficultés que nous éprouvons à la guérir ont fait croire généralement au vulgaire et même à quelques vétérinaires, qu'elle était au-dessus des forces de l'art. Chercher à prouver par l'exposé du traitement qui m'a souvent réussi, et puis ensuite par des faits, qu'il n'en est heureusement pas toujours ainsi, c'est ranimer le zèle médical et faire renaître l'espérance là où elle n'était plus.

Les révulsifs sont, suivant moi, dans cette maladie, un moyen précieux pour concourir à la guérison ; avant de les employer, j'ai vu souvent mes malades mourir ou traîner une longue convalescence. Quel est donc ici leur mode d'action? Agissent-ils par la stimulation qu'ils produisent dans la partie où on les applique, stimulation qui, en retentissant dans toute l'économie, ramène les organes à leur rhythme naturel? Ou bien est-ce par l'absorption du principe actif des cantharides qui, en circulant avec le sang qu'il ranime, excite les organes, notamment les reins, produit une abondante diurèse et une action sédative? Ou bien enfin ont-ils, comme le pensaient les humoristes, la propriété de soustraire de l'économie les humeurs nuisibles? Peut-être ces trois actions réunies agissent-elles de concert. Je ne saurais pourtant résoudre à fond leur véritable effet physiologique, mais le fait est qu'ils me sont d'un grand secours (1).

(1) Plusieurs de mes confrères, dont le savoir est connu, et notamment M. Robert, mon successeur à Fère, ont pu apprécier aussi les bons effets que produisent les exutoires dans le traitement de la cachexie aqueuse du cheval, bien que ne les approuvant pas d'abord. D'ailleurs, depuis le jour où je publiai ce mémoire pour la première fois, je me suis assuré par des expériences directes et que je citerai au besoin, que la suppuration produite par les exutoires n'avait pas assez d'influence sur l'économie pour amener rapidement l'amaigrissement de l'individu et l'appauvrissement du sang. Or, dans cette maladie, comme dans toutes les autres, la médication révulsive et exutoire affame l'économie et permet ainsi de substituer au sang cachectique un sang généreux que forme une nourriture subtantielle et corroborante.

Je commence donc par appliquer des sétons fortement animés au poitrail, à l'encolure, sur les côtés de la poitrine ou aux fesses, et si ces sétons ne prennent pas, alors je place sous la poitrine un large vésicatoire, que je fais précéder d'une forte friction irritante et que je recouvre quelquefois d'un cataplasme de moutarde pour en activer l'action. Je fais faire aussi des frictions d'essence de térébenthine sur les reins et les membres pour seconder les effets des révulsifs, favoriser l'absorption et ranimer les forces musculaires.

C'est une chose assez digne de remarque que ces frictions ne font pas éprouver aux malades cette douleur si vive et si cuisante qui, dans l'état normal, porte quelquefois les animaux à des mouvements furieux. Deux ou trois seulement firent exception.

Le traitement intérieur consiste principalement dans l'emploi des électuaires toniques qui ont pour base le quinquina et les préparations ferrugineuses, et pour auxiliaire les extraits de gentiane ou de genièvre ; j'y incorpore aussi quelquefois la digitale pourprée, et il m'arrive d'employer celle-ci isolément pour calmer les battements du cœur (1).

La nourriture est la même qu'à la première période, mais il faut la rendre très-assimilable, l'augmenter même si l'animal digère bien, pour réhabiliter les fonctions végétatives générales et contrebalancer la soustraction

(1) Je n'ai pas cru devoir détailler ici la formule de cet électuaire, parce que, comme je l'ai dit, mon but n'est point de faire diriger un traitement aussi compliqué que celui-ci par des hommes étrangers à la médecine.

de quelques éléments du sang, produite par la suppuration. Le pain, les bouillons de viande m'ont paru d'un bon usage en cette circonstance.

La promenade doit être rigoureusement proscrite, attendu qu'elle augmente la gêne de la respiration, fatigue les animaux et accélère les battements du cœur. Si les défécations sont toujours de difficile exécution, on doit continuer les lavements, les rendre plus toniques, plus excitants, afin de détruire autant que possible leur action débilitante.

Par ce traitement combiné employé avec persévérance pendant une quinzaine de jours et plus, le malade arrive ordinairement à la convalescence, qui dure toujours de cinq à six semaines. Pendant ce temps, il est essentiel de ne permettre que des promenades au pas, le travail, quelque léger qu'il soit, occasionne souvent une rechute. Les animaux ne doivent être remis que graduellement à leur régime ordinaire, au fur et à mesure qu'ils reprennent des forces, car les erreurs de régime ont souvent donné lieu à des indigestions, à des congestions intestinales même.

Troisième période. — Lorsque la maladie est arrivée à cet état, elle peut être considérée comme incurable, et tout traitement devient inutile. Les vésicatoires, ordinairement, ne prennent plus, et s'ils prennent, ils paraissent seulement prolonger la vie de quelques jours. Si on place des sétons, le sang appauvri s'échappe des vaisseaux qui n'ont, pour ainsi dire, plus la force de le retenir; c'est avec peine qu'on parvient à l'arrêter; souvent aussi, au bout de deux jours, ce sang, imbibé dans la trame des tissus, se putréfie et forme des engorgements gangreneux qui résistent aux injections chlorurées. Malgré l'emploi des toniques à haute dose, la prostration générale des forces augmente alors de plus en plus et conduit nécessairement le malade à la mort.

Quand au début ou pendant le cours de la maladie, une congestion ou l'inflammation de l'un ou l'autre des organes splanchniques vient les compliquer, il est nécessaire de pratiquer une ou deux petites saignées et de diminuer un peu la ration d'avoine et de foin, sans rien changer du reste à la prophylaxie et au traitement indiqué. Il faut cependant quelquefois substituer le miel aux extraits qui entrent dans la composition des électuaires.

Les petites saignées faites à la jugulaire dans ce cas n'affaiblissent pas sensiblement l'économie, n'abaissent que peu le chiffre des globules, déterminent une déplétion propre à combattre la phlogose, s'opposent aux épanchements et favorisent l'absorption interstitielle. Jamais il ne faut extraire plus de deux kilogrammes de sang à la fois ; mieux vaut faire la saignée petite et la réitérer au besoin. Je ne saurais pourtant trop recommander d'être avare dans l'emploi des spoliations sanguines pour combattre les complications de la cachexie, et de n'y avoir recours qu'à l'extrême nécessité, quand on sera bien convaincu de l'existence de l'inflammation.

Mais comme la médecine vétérinaire, ainsi que toutes les autres sciences d'observation, ne vit que de faits, que chaque principe, chaque proposition ne doit être avancée que sur des faits, je vais en citer quelques-uns précis, connus et à l'abri de toute critique, qui parleront plus éloquemment que tous les discours en faveur de la méthode de traitement que j'ai mise en usage, et que je ne donne pas, du reste, comme nouvelle et tout-à-fait à moi. Je dois néanmoins avouer qu'à mon début dans la carrière, mon diagnostic sur cette maladie ne fut pas toujours celui d'une altération de sang. Dépisté par la variété de ses symptômes, par sa ressemblance avec d'autres affections et par ses complications, je me guidai sur mes livres et sur l'avis de quelques praticiens, et mes livres et les praticiens, loin de me faire connaître une maladie qui ne s'était encore que peu révélée, contribuèrent à me faire prendre le change ; aussi plusieurs chevaux ont-ils été victimes de mon erreur. Cette faute, je crains bien que tous les vétérinaires qui des premiers ont observé la cachexie aqueuse du cheval, ne l'aient commise, car il est presqu'impossible qu'un signe connu d'une maladie plus connue encore, vous fasse soupçonner tout d'abord celle ignorée, dont le début est si lent et quelquefois si caché.

Premier fait.—M. Dufrenel, cultivateur à Branges, me consulta le 1er avril 1842 pour une jument qui, disait-il, suait à l'écurie depuis quelque temps et devenait lourde au travail. Cette bête, d'une bonne constitution, me présenta tous les symptômes au moyen desquels je reconnus le début de la cachexie, avec complication d'une légère inflammation intestinale. Je jugeai alors nécessaire de lui pratiquer une petite saignée et j'ordonnai de la mettre à part pour la soumettre au régime précité. Quelques jours après, son état étant devenu plus grave et les battements du cœur augmentant au moindre exercice, je prescrivis un repos absolu ; j'appliquai deux sétons au poitrail et fis prendre quelques poudres toniques.

Aussitôt que la suppuration fut établie, un mieux sensible se manifesta, et la guérison fut complète au bout de trois semaines, époque à laquelle on put remettre l'animal à un léger travail.

Deuxième fait.—Le 14 juillet, M. Pil, cultivateur au Grand-Rosoy, me fit appeler pour visiter une jument sous poil gris-pommelé, âgée de cinq ans, d'une forte constitution et présentant tous les symptômes de la maladie à sa première période. Je crus cependant avoir affaire à une pneumonie commençante ; l'auscultation ne put me donner que des signes incertains, à cause de la méchanceté des mouches qui mettaient l'animal dans une agitation continuelle. Du reste, j'étais bien loin alors de penser que j'allais trouver une altération du sang dans une ferme où les animaux sont, en général, bien constitués, bien nourris et ayant, m'a-t-on dit, un travail assez régulier.

J'employai pourtant le traitement et le régime qui me réussirent si bien trois mois auparavant sur la jument qui fait le sujet de ma première observation.

Le 17, la malade allait mieux, elle mangeait bien, les sétons suppuraient beaucoup, la marche était mieux assurée, la respiration plus régulière, et les forces paraissaient revenir.

Le 18, le mieux se continuant, au désir du propriétaire je permis un léger travail.

Le 22, je trouvai la jument dans un état qui me parut satisfaisant; le domestique qui la conduisait me dit qu'elle avait repris toute son ardeur; je la crus sauvée.

Le 25, M. Pil me fit appeler de nouveau pour visiter deux autres chevaux présentant les mêmes symptômes que cette dernière, que je revis, et à mon grand étonnement je la trouvai dans un état tel qu'il me fallut pronostiquer la mort. La marche était très-difficile, les poils rebroussés, le ventre levretté, la respiration courte, accélérée et plaintive, l'air expiré froid, le pouls petit et faible, les battements du cœur violents et tumultueux, la conjonctive pâle et couverte de larges pétéchies. Malgré tous ces symptômes, l'animal conservait un peu d'appétit et un embonpoint apparent. Je reconnus bien alors qu'ayant affaire à une véritable altération du sang, j'avais eu tort de permettre le travail aussitôt. Malheureusement il était trop tard : le surlendemain 27, la bête mourut.

Je ne parlerai pas des autres malades appartenant au même propriétaire. M. Pil, ne pardonnant pas une erreur que je lui signalai franchement, crut devoir les confier à un de mes confrères qui, encore plus malheureux que moi, ne put lui en sauver aucun sur huit ou dix qui furent successivement attaqués.

Troisième fait. — Je fus appelé le 9 août par M. Boutroy, cultivateur à Maast-Violaine, pour donner des soins à un cheval atteint de la maladie à son début. Cet animal fort et vigoureux paraissait déjà affaibli par deux petites saignées qui lui avaient été faites (on l'avait cru fourbu) ; je le fis mettre au régime analeptique et j'ordonnai des lavements pour faciliter les défécations ; le surlendemain, son état n'étant pas amélioré, j'appliquai deux sétons animés au poitrail et je prescrivis deux petites promenades par jour; le 25 je m'aperçus que la faiblesse augmentait : je fis alors administrer des toniques et donner plus de nourriture; le 27 son état était le même ; le 29 un mieux sensible se manifesta, bientôt après l'animal entra en convalescence et la guérison fut complète.

Quatrième fait. — Le 10 août, je me rendis chez M. Lemoine, cultivateur à la Grange-aux-Bois près Coïncy, pour y visiter deux chevaux malades depuis 15 jours environ (ils avaient été saignés) ; un de ces animaux, âgé de 4 ans, présentait tous les symptômes de la maladie à sa dernière phase; mon pronostic fut fâcheux; j'ordonnai néanmoins un traitement selon le désir de M. Lemoine; mais tout fut inutile, le cheval mourut deux jours après. L'autopsie confirma mon diagnostic.

Cinquième fait. — Le second animal était une jument grise, aveugle, âgée de 12 ans ; cette bête, déjà fort maigrie depuis le début de la maladie, était affectée à la deuxième période. La marche était pénible, peu assurée, les flancs cordés, la peau sèche, adhérente, les poils ternes et piqués, la respiration courte, la conjonctive pâle, infiltrée et couverte de pétéchies; le pouls était mou, rebondissant sous le doigt, les battements du cœur tumultueux, les urines déjà rares ; de forts borborygmes se faisaient entendre fréquemment, l'animal mangeait toujours avec assez d'appétit, mais il ne se couchait plus.

Cet état peu satisfaisant me fit porter un pronostic douteux. M Lemoine voulant encore essayer un traitement, j'agis.

Un large vésicatoire fut appliqué sous la poitrine, les toniques furent administrés immédiatement, et la malade fut nourrie avec du grain cuit, un peu d'avoine et du foin de première qualité. Le 13, le pouls était plus fort, la conjonctive moins pâle, les battements du cœur plus réguliers et moins violents; une tuméfaction annonçait que la suppuration allait s'établir au vésicatoire. Le 16, un mieux sensible existait, le vésicatoire suppurait abondamment, les forces augmentaient. Continuation de la médication tonique.

L'animal étant de peu de valeur, je crus devoir cesser mes visites, qui entraînaient à de grands frais, vu la distance.

Depuis je sus que la guérison fut entière, mais qu'au bout de six semaines ou deux mois de travail, la jument tomba dans un abreuvoir, et que cette chute la fit succomber.

Deux autres chevaux, logés, nourris et conduits de la même manière que les précédents, après avoir présenté les premiers symptômes de la maladie, reprirent toute leur vigueur au bout de quelque temps de repos et d'un régime fortifiant.

Sixième fait. — Le 18 août je fus appelé chez M. Bergeron, de Violaine-sur-Maast, pour visiter tous les chevaux, et notamment un cheval sous poil noir, âgé de 7 à 8 ans, qui présentait tous les symptômes de la maladie à la première période déjà avancée (cet animal avait été saigné). Je trouvai la conjonctive pâle et légèrement infiltrée ; un petit œdème existait sous le ventre. J'appliquai aussitôt deux sétons animés au poitrail et je prescrivis le régime indiqué.

Le 24, l'animal éprouva des coliques. On vint me chercher, cette fois je trouvai le pouls assez fort, et malgré toute ma répugnance pour la saignée, je crus devoir m'y décider pour calmer les douleurs intestinales qui étaient très-violentes; je tirai donc en deux fois 3 kilog. de sang, puis j'administrai des breuvages mucilagineux légèrement acidulés, des lavements émollients; je fis faire des frictions sur les reins et les membres avec de l'essence de térébenthine; je le fis promener, et les coliques cessèrent.

Quelques heures plus tard, lorsque l'animal fut tout-à-fait calme, je l'examinai de nouveau. Voici l'état dans lequel je le trouvai :

L'œdème du ventre avait disparu, les sétons ne donnaient pas de suppuration depuis la veille, la marche était mal assurée, la conjonctive pâle, infiltrée, le pouls petit et mou, la respiration courte et accélérée, la fiente était à peu près dans l'état normal. L'animal cherchait à manger. Ces symptômes présentant tous les caractères d'un état adynamique, j'appliquai un large vésicatoire, et malgré les coliques précédentes, je fis administrer les toniques à petites doses dès le lendemain, et continuer la nourriture à laquelle j'ajoutai de l'eau blanche nitrée.

Le 25, la marche est encore plus pénible, l'animal est triste, les sétons ne suppurent pas, le vésicatoire ne produit point d'engorgement, la conjonctive est couverte de pétéchies, les battements du cœur augmentent au moindre exercice. Même traitement, friction d'essence, repos absolu.

Pronostic douteux.

27, mieux assez sensible, les sétons suppurent un peu, il y a une forte tuméfaction au vésicatoire, on ne voit plus que quelques pétéchies sur la conjonctive, l'animal mange avec plus d'appétit.

Même traitement et mêmes soins.

29, le mieux se continue, le vésicatoire donne beaucoup de suppuration, la marche est plus assurée, les pétéchies ont entièrement disparu. Je fais augmenter la nourriture.

1er septembre, l'animal entre en convalescence, ses forces reviennent. Petites promenades au pas.

5, pleine convalescence, promenade prolongée.

22, le cheval est mis à un léger travail qu'on augmente graduellement.

Presque tous les chevaux de la ferme me donnant des craintes, je les fis mettre au régime et à l'eau blanche nitrée, je pratiquai quelques saignées, le travail fut diminué, et pas un d'eux ne tomba malade.

Septième fait.—20 août. Une jument grise, appartenant à M. Léguiller, cultivateur à Bruys, était malade depuis quelques jours et présentait tous les symptômes d'une profonde adynamie.

Cette bête, âgée de 6 ans et d'une constitution robuste, était déjà beaucoup affaiblie par trois saignées qui lui avaient été faites (on l'avait crue fourbue).

Renseignements.—Depuis trois semaines environ, on s'apercevait qu'elle ne travaillait plus avec son ardeur habituelle, le moindre exercice l'échauffait, pourtant son appétit était bon.

Symptômes.—Grande faiblesse, sueurs à l'écurie; elle ne se couche plus, la marche est très-pénible, les flancs sont cordés, les battements du cœur tumultueux et très-accélérés, la conjonctive pâle, infiltrée et parsemée d'un grand nombre de pétéchies, la respiration est courte et plaintive, le bruit respiratoire se fait entendre dans toute l'étendue des poumons, la fiente est à peu près normale, l'appétit se conserve, mais l'animal maigrit à vue d'œil.

Pronostic douteux.

Traitement. — Large vésicatoire sous la poitrine, friction d'essence sur les reins et les membres, électuaires toniques, lavements émollients pour tenir le corps libre, repos absolu.

21. L'animal est dans le même état, point d'engorgement au vésicatoire ; même traitement.

23. Même état, tuméfaction produite par le vésicatoire, bon appétit, point de tristesse.

25. Une épistaxis se déclare et résiste à tous les moyens ordinaires, les battements du cœur augmentent encore, l'animal est triste, son appétit est diminué, il s'affaiblit ; même traitement.

Pronostic grave.

Au bout de 40 heures environ, M. Laiguillier, fatigué d'employer sans succès tout ce que j'avais prescrit pour arrêter l'hémorrhagie, jette un seau d'eau sur la tête du cheval, et le sang s'arrête tout-à-coup ; mais aussitôt un frissonnement général se déclare et est bientôt suivi d'une exaspération des symptômes qui met la malade dans une anxiété profonde. Son propriétaire la croit perdue.

Le 27, je la revis, elle était essoufflée, son cœur battait toujours violemment, et la faiblesse était très-grande, le vésicatoire ne donnait plus de suppuration ; même traitement.

29. L'animal maigrit de plus en plus, la faiblesse augmente encore ; même traitement.

Pronostic très-fâcheux.

30. La malade peut à peine se soutenir, l'anxiété est à son comble, le cœur donne au moins 150 battements par minute, le pouls est misérable, on ne le sent presque pas battre sous le doigt, les borborygmes sont forts et les excréments sont mous. L'animal mange peu.

Vu cet état désespérant, et ne sachant plus que faire pour opérer une guérison qui ne me paraissait plus possible, je résolus, du consentement du propriétaire, d'employer la digitale pourprée, à la dose énorme de 96 grammes, donnée en trois fois, savoir : 32 grammes le soir même, 32 grammes le lendemain matin, et 32 grammes à la fin de la journée.

M. Laiguillier, ayant oublié de donner la première dose au temps prescrit et étant obligé de s'absenter, chargea sa femme de faire administrer le médicament en trois fois, sans lui expliquer autre chose. Celle-ci fit donner les trois potions à fort peu de distance l'une de l'autre ; en quelques heures de temps, le cheval avait tout pris.

La digitale, portée à une aussi forte dose, loin d'empoisonner l'animal, produisit un effet merveilleux en ralentissant les battements du cœur comme par enchantement.

Le 31, la malade parut un peu mieux, l'essoufflement était diminué, il n'y eut point d'exacerbation comme les jours précédents; l'appétit semble augmenter ; même traitement.

Le 1er septembre, le mieux se continue, la suppuration se rétablit.

Le 3, le cheval est plus gai, hennit quand on entre à l'écurie, les poils sont moins piqués, les mouvements du flanc plus réguliers, les pétéchies de la conjonctive ont disparu, le pouls se développe un peu, les battements du cœur sont considérablement diminués, mais la marche la plus légère les fait encore augmenter; essoufflement à l'exercice, appétit bon ; continuation des toniques, même régime ; je fais progressivement augmenter les rations.

Le 6, le mieux se continue, la marche est plus assurée et l'animal paraît moins gêné pendant cet exercice. Même soins et même traitement, repos absolu.

Le 9, mieux très-sensible; la respiration est à peu près normale, les battements du cœur réguliers, le pouls plus fort, la marche facile, les poils meilleurs, il n'y a plus de pétéchies sur la conjonctive, l'animal prend un peu d'état, le vésicatoire suppure bien.

Même traitement, légère promenade au pas pendant quelques minutes.

Le 15, la jument est en pleine convalescence; j'ordonne de la remettre graduellement à sa nourriture ordinaire, et je fais augmenter la promenade tous les jours.

Le 30, elle est mise à un léger travail pendant une heure; depuis cette époque elle a repris toute sa vigueur et s'est toujours bien portée.

Sept autres chevaux prédisposés à la maladie et présentant les symptômes d'une légère inflammation intestinale, furent saignés suivant leur état, tous furent soumis au régime analeptique, le travail fut diminué, et la maladie ne continua pas dans cette ferme.

Huitième fait.—Le 26 août, M. Duval, cultivateur à Murcy, commune de Seringe, me fit appeler pour donner mes soins à un cheval bai cerise, malade depuis trois semaines au moins et qu'il croyait fourbu. Ce cheval ayant été changé d'attelée et travaillant avec de vieux chevaux moins forts que lui, se fatiguait beaucoup et maigrissait de jour en jour, quoique son appétit fût bon.

Examen.— L'animal est faible, il a le fourreau engorgé, ses flancs sont cordés, les poils hérissés, la peau est sèche, la conjonctive est pâle, infiltrée et couverte de larges pétéchies; le pouls est grand et mou; les battements du cœur sont forts et tumultueux; le sang reflue dans les jugulaires; les urines sont rares; les crottins sont mous et formés par des aliments mal digérés; tous les deux jours, le soir, il y a exacerbation. Ces symptômes et d'autres encore m'annonçaient que la maladie était déjà passée à sa deuxième période fort avancée. Mon pronostic fut très-douteux.

Traitement.—Large vésicatoire sous la poitrine, frictions d'essence de térébenthine, bouchonnements fréquents, électuaires toniques, régime analeptique, repos absolu et grands soins de propreté.

Le 27, même état, le vésicatoire ne prend pas ; frictions de vinaigre chaud pour en favoriser l'action. Même traitement, même régime. Pronostic douteux.

Le 28, même état, le vésicatoire ne prend pas encore; nouvelle friction de vinaigre chaud, séton animé au poitrail; il y a exacerbation le soir. Même traitement, même pronostic.

Le 30, l'animal est toujours dans une fâcheuse position, l'essoufflement augmente, l'appétit diminue, une forte exacerbation se déclare, le cheval tombe, et sa faiblesse est si grande que c'est avec peine qu'il parvient à se relever ; nouvelles frictions de vinaigre chaud ; je persévère dans l'emploi des toniques dont je fais augmenter les doses, et comme l'animal mange peu et boit toujours bien, je fais mettre, pour le soutenir, une grande quantité de farine d'orge et un peu de farine de blé dans sa boisson.

Le 3 septembre, le vésicatoire et le séton suppurent, l'animal prend un peu de force, il peut marcher quelques pas sans trop s'essouffler, les battements du cœur sont moins tumultueux, la conjonctive n'est pas autant infiltrée, mais il existe encore quelques pétéchies; le cheval mange avec assez d'appétit. Même traitement, rations un peu augmentées.

Le 5, mieux assez sensible, il n'y a plus de pétéchies, la suppuration est abondante. Même traitement, mêmes soins, légère promenade.

Le 8, le mieux se continue, les forces reviennent. Même traitement, nourriture plus abondante.

Le 10, le malade va de mieux en mieux, le pouls devient plus fort et la marche est plus assurée. Même traitement, promenade augmentée.

Le 12, l'état du malade s'améliorant de jour en jour, je prescris la promenade et fais donner une nourriture presqu'ordinaire.

Le 19, la convalescence est entière.

Vers la fin d'octobre, le cheval est soumis à un léger travail qu'on augmente graduellement.

Je dois faire remarquer que lorsque j'entrepris le traitement de cet animal, j'avais déjà eu l'année précédente l'occasion d'observer chez M. Duval la même maladie sur un cheval et une jument grise; celle-ci guérit et l'autre mourut; l'autopsie de celui-ci et celle d'une autre jument morte presque subitement dans le mois de juin 1841, m'avaient parfaitement mis sur la voie du diagnostic.

La jument grise qui avait été atteinte à la 2e période du mal, après avoir été soumise pendant assez longtemps au traitement indiqué, est aussi forte et aussi gaie qu'avant sa maladie. Le cheval bai, sujet de la dernière observation, a aussi repris toute son ardeur.

Neuvième fait. — M. Tartarin, ancien maréchal à Beuvades, ne sachant que faire à ses quatre juments, affectées, disait-il, d'une fourbure comme il n'en avait jamais vu (il traitait habituellement ses chevaux et même ceux des autres), me fit demander le 26 août pour leur donner mes soins. Je trouvai, à mon arrivée, deux de ces animaux atteints de la maladie à la 1re période déjà avancée; ils chancelaient sur leurs membres, suaient au moindre exercice et s'essoufflaient facilement; mais comme ils présentaient quelques symptômes inflammatoires, je jugeai nécessaire de leur pratiquer une petite saignée; j'appliquai ensuite à chacun d'eux des sétons au poitrail, je fis faire des frictions d'essence, puis quand la phlegmasie intestinale eut disparu, je fis mélanger des poudres toniques avec la provende que j'avais ordonnée.

Ce simple traitement, secondé de soins hygiéniques, suffit pour amener la guérison qui fut complète au bout d'un mois. Les deux autres juments, moins attaquées, furent soumises au régime analeptique, le travail fut diminué et la maladie cessa entièrement.

Dixième fait. — Le 27 août, M. Astier fils, cultivateur à Marcuil-en-Dôle, me consulta, en passant, pour un poulain noir âgé de quatre ans, qui, selon l'expression du propriétaire, avait la tête lourde et suait facilement au travail ; son appétit était bon.

Examen. — Les yeux étaient chassieux, la conjonctive légèrement injectée et jaunâtre, la bouche chaude et sèche, la soif ardente, le pouls assez développé ; j'ordonnai une petite saignée, le régime analeptique et le repos; mais M. Astier, n'ayant point assez de chevaux, fut obligé de faire travailler son poulain; je lui recommandai en conséquence de bien le ménager.

Le 29, voyant de nouveau le cheval par occasion, et ne trouvant pas son état amélioré, je fis faire une seconde saignée.

Le 31 août et le 4 septembre je les revis au travail, et il ne me fut pas possible de porter un diagnostic certain sur son état.

Le 6, l'animal n'allait pas mieux. M. Astier me fit appeler pour le traiter. J'observai alors pour la première fois tous les symptômes de la cachexie à sa première période, avec complication d'une légère plhegmasie intestinale. Il y avait chancellement dans la marche, sueurs et précipitation des battements du cœur au moindre exercice. Les yeux étaient toujours chassieux, la conjonctive un peu injectée, la bouche encore chaude et sèche, l'appétit diminué, la soif ardente, les urines rares et filantes, les crottins secs et coiffés. Je réiterai la saignée qui me donna un sang peu coagulable et ressemblant assez à de la purée de lentilles. J'appliquai deux sétons animés au poitrail, j'ordonnai des lavements et un repos absolu.

Le 8, point d'engorgement ni de suppuration aux sétons, la maladie s'aggrave, les symptômes adynamiques progressent.

Le 9, quelques borborygmes se font entendre, l'animal chancelle et s'essouffle facilement; les sétons n'ont encore produit aucun effet. La maladie est à sa seconde période. Large vésicatoire, électuaire tonique, frictions d'essence; lavements.

Le 10, même état, point d'engorgement ni aux sétons ni au vésicatoire ; même traitement. Pronostic douteux.

Le 12, larges pétéchies sur la conjonctive qui est infiltrée, borborygmes fréquents, grande faiblesse, manque d'appétit, battements du cœur violents et tumultueux. Pronostic fâcheux.

Le 13, le vésicatoire et les sétons sont fortement engorgés, les pétéchies sont en partie disparues, la conjonctive est moins infiltrée, les battements du cœur ralentis et moins tumultueux, la marche paraît plus assurée. Même traitement.

Le 15, mieux très-sensible, pétéchies entièrement disparues, suppuration bien établie aux sétons et au vésicatoire, appétit meilleur. Légère promenade.

Le 17, le mieux se continue, la conjonctive commence à se colorer, on augmente un peu la nourriture et on allonge les promenades.

Le 26, l'animal entre en convalescence, et vers le 15 octobre on peut le remettre à un léger travail.

A peu près dans le même temps, je traitai dans la même ferme avec succès, un cheval noir de 15 à 16 ans qui présentait tous les symptômes de la maladie à sa première période. Mais l'année précédente, avec mon honorable prédécesseur, ayant déjà eu à combattre cette maladie chez M. Astier, nous fûmes beaucoup moins heureux.

Les malades guérirent pour la plupart, mais ils eurent tous une récidive qui les fit succomber et que j'attribue, soit à la trop grande quantité de sang que nous tirions, soit à l'air débilitant que ces animaux respiraient dans leur écurie trop étroite et pas assez aérée, ou enfin à un travail trop tôt fatigant.

Onzième fait. — M. Astier père, cultivateur à Mareuil-en-Dôle, me consulta le 24 août pour un cheval entier, âgé de 6 ans, sous poil alezan doré.

Ce cheval, fortement constitué et ardent d'habitude, était devenu mou au travail et s'échauffait facilement ; la marche était mal assurée, le pouls peu élevé; la conjonctive, pâle, infiltrée, réflétait la teinte d'un rouge lavé (il était affaibli par deux saignées qui lui avaient été faites) ; l'appétit était bon.

Traitement : sétons au poitrail, nourriture substantielle, eau blanchie avec de la farine d'orge ; repos.

Le 23, l'animal est plus gai, il mange avec appétit, les sétons suppurent beaucoup, les forces paraissent revenir, je permets un léger travail. Pendant quatre ou cinq jours, on met l'animal deux heures au labour, mais cet exercice l'échauffe et l'essouffle ; on est obligé de cesser.

Le 10, il est très-faible, la conjonctive est infiltrée, le pouls est grand et mou, la respiration est accélérée, les battements du cœur sont violents. Même régime ; repos absolu, quinquina pulvérisé dans la provende.

Le 12. même état ; l'appétit est toujours bon, on augmente un peu la nourriture.

Le 15, la faiblesse est plus grande, les sétons ne suppurent plus autant, le malade chancelle sur ses membres. Même traitement : électuaires toniques, frictions d'essence.

Le 18, les forces paraissent revenir un peu, l'animal

veut hennir, mais il y a extinction de voix. Même traitement : légère promenade.

Le 26, il entre en convalescence, les sétons suppurent abondamment, la voix redevient forte. On augmente les promenades, et bientôt on peut remettre l'animal à un travail léger.

Je dois dire que ce cheval, quoique paraissant parfaitement guéri, ne reprit jamais toute sa vigueur.

Douzième fait.—M. Debauve, maréchal à Mareuil, ayant épuisé sans peine toutes ses connaissances médicales, crut devoir s'adresser à moi le 30 août pour traiter sa jument, qui était atteinte de la maladie à la deuxième période déjà avancée, et qu'il avait fortement saignée comme fourbue.

Renseignements. — Cette jument, bien constituée et ardente dans les harnais, avait été beaucoup fatiguée ; depuis quelque temps elle était devenue lourde au travail, suait à l'écurie et principalement à l'exercice.

Examen.—Grande faiblesse, appétit assez bien conservé, poils rebroussés, le bruit respiratoire se fait entendre dans toute l'étendue de la poitrine ; les battements du cœur sont forts ; la conjonctive est infiltrée et reflète cette teinte rouge-lavé qu'on remarque si souvent dans cette affection ; les crottins sont légèrement coiffés ; il y a des borborygmes. A l'exercice l'animal chancelle sur ses membres, s'essouffle facilement, et les battements du cœur deviennent tumultueux.

Traitement. — Régime analeptique, eau blanche nitrée, deux lavements par jour, sétons animés au poitrail, friction d'essence, purgation légère, repos absolu.

Le 2 septembre, les sétons ne produisent aucun effet, la prostration générale des forces augmente, les flancs se cordent, le cœur bat violemment, la respiration s'accélère, la conjonctive toujours infiltrée est couverte de larges pétéchies, l'appétit se conserve et l'animal perd peu de son embonpoint. Large vésicatoire sous la poitrine, électuaires toniques, frictions. Régime analeptique. Pronostic douteux.

Le 4, même état, les sétons sont gorgés et il s'écoule de leur trajet un pus très-clair répandant une mauvaise odeur.

Injections chlorurées.

Le 5, le vésicatoire est fortement engorgé, les sétons suppurent un peu, l'animal est triste et mange moins que la veille. Même traitement.

Le 6, le vésicatoire et les sétons suppurent, l'animal paraît plus gai, les battements du cœur sont moins forts, la marche est mieux assurée.

Le 9, mieux sensible, abondante suppuration aux sétons et au vésicatoire, plus de pétéchies sur la conjonctive qui est moins infiltrée.

Le 12, l'animal entre en convalescence, petites promenades au pas.

Le 15, il est remis à son régime ordinaire, et vers la fin d'octobre il y a guérison complète.

Le 21 novembre, cette bête, qu'on fatiguait beaucoup, menaça d'avoir une récidive. Je la fis remettre au régime, à l'eau blanche nitrée ; elle garda le repos, et sa santé se rétablit tout-à-fait.

Treizième fait.—Le 12 décembre, la maladie se déclara, chez M. Choron, cultivateur à Chery-Chartreuve, sur cinq chevaux en même temps.

1° Sur un cheval gris d'une bonne constitution, âgé de 6 ans, et fortement saigné comme fourbu.

Examen.— Appétit bon, tristesse, sueurs à l'écurie, pouls grand et mou, battements du cœur, forts au repos et accélérés encore par la marche, engorgement du fourreau, petit œdème sous le ventre, nonchalance dans la marche, essoufflement. Le sang tiré la veille, que M. Choron me montra, était mal coagulé.

Traitement.—Sétons animés, deux au poitrail, deux aux fesses, frictions d'essence, bon régime, légère purgation, quelques lavements, repos absolu.

Le 14, grande faiblesse, les battements du cœur sont plus forts, il y a des pétéchies sur la conjonctive, borborygmes fréquents, appétit toujours bon, les sétons suppurent peu. Vésicatoire, électuaires, même régime.

Le 15 et le 16, même état. Pronostic douteux.

Le 17, le vésicatoire est fortement engorgé, les sétons suppurent abondamment, l'animal paraît plus triste, sans doute à cause de la douleur produite par les révulsifs.

Le 20, suppuration au vésicatoire, mieux sensible.

Le 25 et le 30, convalescence, promenades chaque jour, nourriture plus abondante.

Le 18 janvier, l'animal, parfaitement rétabli, eut une indigestion causée par une trop grande quantité d'aliments qu'il avait mangés. Depuis ce temps, il est remis au travail et rien n'est plus venu troubler sa santé.

2° Sur une jument sous poil alezan, très-vigoureuse et se fatiguant beaucoup.

Cette bête, affectée à la première période déjà avancée, fut amenée assez promptement à la convalescence par le traitement employé. Au bout d'un mois, M. Choron ne pouvant se servir de son cheval de selle, fortement attaqué aussi, et n'ayant que sa jument qui puisse le remplacer, me demanda s'il pourrait la mettre à la voiture pour une course de deux lieues. Après en avoir fait l'examen, il me sembla qu'elle pourrait supporter cette petite course sans danger ; cependant je recommandai de ne point la forcer, sachant déjà trop combien le travail était nuisible dans la cachexie, tant qu'il n'y avait pas entière et complète guérison.

Le lendemain je revis la jument, elle avait bien été, il fallut même qu'on la retînt ; je permis une seconde course à peu près semblable à la première.

Cinq ou six jours après, les membres étaient engorgés, la marche pénible, il y avait œdème sous le ventre, la conjonctive était infiltrée, les battements du cœur violents et tumultueux.

J'employai un traitement, mais ce fut sans succès ; quelques jours après, la bête mourut.

3° Sur un cheval de selle, attaqué à la première période avec complication d'inflammation intestinale.

Cet animal fut traité par deux petites saignées, deux sétons animés, des frictions d'essence, une légère purgation, des poudres toniques données dans la provende quand la période inflammatoire eut disparu, et sa guérison fut complète au bout de six semaines.

4° Sur une jument bai-marron, âgée de 6 ans, qui, traitée par les mêmes moyens, excepté la saignée, guérit radicalement.

5° Enfin, sur une autre jument qui, depuis deux ans, était affectée d'une diarrhée séreuse, qui avait résisté à tous les moyens employés pour la combattre. Chez cette dernière, la maladie parcourut toutes ses phases, malgré le traitement mis en usage. Son autopsie me démontra, outre les épanchements séreux dans les grandes cavités, de nombreuses mélanoses qui paraissaient remplacer les ganglions mésentériques des gros intestins, et qui m'expliquèrent l'état chronique de la diarrhée.

Tous les autres chevaux de la ferme furent soumis avec succès au traitement préservatif, et aucun d'eux ne tomba plus malade (1).

Quatorzième fait. — Le 26 octobre, M. Carré, cultivateur à Loupeigne, me fit appeler pour visiter un cheval malade depuis une douzaine de jours, et qui avait été fortement saigné comme fourbu.

Cet animal, d'une constitution robuste et d'ordinaire ardent dans les traits, était affecté de la maladie à la 3e période. Il y avait prostration générale des forces, faiblesse du pouls, gêne de la respiration, engorgement des membres, œdème sous le ventre, au fourreau, etc., etc. Je pronostiquai la mort; néanmoins, j'employai les revulsifs, les toniques à haute dose, mais, comme je m'y attendais, tout fut inutile, le cheval succomba.

M'étant informé à M. Carré du travail et du régime

(1) A la suite de la grêle de 1843, M. Choron n'ayant pu donner à ses chevaux que des aliments de mauvaise qualité et en petite quantité, la maladie reparut et fit encore quelques victimes.

auquel ses chevaux étaient soumis, je crus devoir l'engager à se mettre sur ses gardes pour que pareil malheur ne lui arrivât plus. Il ne tint pas compte de mon avertissement, et l'évènement ne réalisa que trop la crainte que j'avais exprimée.

Le 17 janvier 1843, on vint de nouveau me chercher pour une jument qui, elle aussi, était déjà affectée à la 3e période du mal, bien qu'ayant encore travaillé la veille; cette période se traduisait par un appétit capricieux, l'engorgement des membres, un œdème sous le ventre, des borborygmes forts et fréquents, des battements de cœur précipités, une pâleur extrême des muqueuses apparentes et une grande gêne de la respiration. Mon pronostic fut très-fâcheux. J'appliquai un large vésicatoire sous la poitrine, je plaçai des sétons animés au poitrail et aux fesses, mais le sang filtra bientôt par les incisions, et ce ne fut qu'avec peine que je parvins à l'arrêter. Le lendemain, le pouls était effacé, un engorgement gangreneux se manifestait aux sétons, la respiration devenait de plus en plus laborieuse, les œdèmes et l'engorgement avaient disparu; le froid devint général et la malade succomba dans la nuit.

Quelques jours après, M. Carré me demanda pour que je fisse la visite de tous ses chevaux; une lettre qu'il m'écrivit me démontra qu'il avait, cette fois, bien compris le danger qui le menaçait. La plupart de ses chevaux étaient maigres, avaient les poils piqués, la peau sèche, les membranes décolorées, ils suaient à l'exercice, s'essoufflaient facilement, et tout portait à croire qu'ils allaient être tous la proie du terrible fléau.

Un d'entre eux était affecté à la 2e période du mal, et deux autres présentaient les symptômes de la première période, déjà avancée.

Un tel état de choses nous fit prendre immédiatement toutes les mesures nécessaires. J'appliquai aux chevaux les plus malades des sétons très-animés au poitrail et aux fesses, j'administrai des toniques, la digitale, car les battements de cœur étaient très-violents, je fis faire des frictions d'essence, j'ordonnai un repos absolu, et par ces moyens j'obtins une guérison entière, plus tôt même que je ne m'y attendais.

Tous les autres chevaux furent soumis au régime analeptique, le travail fut de beaucoup diminué, je ne pratiquai aucune saignée, et depuis cette époque la maladie ne fit plus de victime dans cette ferme.

M. Carré, je le sus depuis, avait beaucoup fatigué ses chevaux par les mauvais temps; il les avait nourris avec parcimonie et avec des fourrages de mauvaise qualité. Aujourd'hui, leur état est plus que jamais satisfaisant (1).

Je m'arrête là; ces faits, que j'aurais pu multiplier davantage si je n'eusse craint de fatiguer l'attention du lecteur, devront suffire pour convaincre les plus incrédules que la cachexie aqueuse du cheval n'est pas toujours incurable, et que si elle fait périr tant de chevaux, c'est parce qu'appelé trop tard, quand souvent l'individu

(1) Depuis cette époque, les récoltes de M. Carré ayant été grêlées, la maladie reparut chez lui, et nous eûmes encore la douleur de ne pouvoir lui sauver tous les chevaux qui en furent attaqués.

est épuisé par la saignée et le traitement débilitant, il n'est plus possible au médecin d'en triompher (1).

Mais comme la maladie est toujours grave, quelle que soit sa période, il est nécessaire de nous attacher maintenant au traitement préservatif qui lui est propre; et comme les causes qui la font naître sont ordinairement générales, qu'il est fort rare qu'elle ne se déclare pas sur tous les chevaux d'un attelage quand elle a fait apparition dans une ferme, nous allons indiquer : 1° le traitement prophylactique applicable aux chevaux qui y paraissent prédisposés ou encore peu affectés; 2° les moyens hygiéniques qui peuvent la conjurer ou du moins diminuer sa fréquence, si grande aujourd'hui dans l'agriculture et dans toutes les entreprises servies par un grand nombre de chevaux

Traitement préservatif.

Quand la cachexie paraît vouloir sévir dans une exploitation rurale, que déjà elle a attaqué un ou plusieurs chevaux de l'écurie, il faut : 1° s'empresser de diminuer les travaux, car pour des chevaux cachectiques, le travail, quelque léger qu'il soit, est toujours épuisant. Si on le pouvait même, il faudrait se borner à n'exercer les animaux qu'à la promenade, jusqu'au moment où le

(1) Quand l'hydroémie est déterminée par une maladie ancienne ou qu'il y a épanchement dans les grandes cavités et que les organes sont pour ainsi dire macérés, on ne peut plus la combattre, la guérir. C'est au praticien à juger de cet état.

vétérinaire permettrait de les remettre graduellement à leur travail habituel.

2° Soumettre tous les chevaux à un régime substantiel de facile digestion, qui, en rendant au sang ses propriétés stimulantes et réparatrices, remonte promptement les forces et le ton de la machine. Les aliments qui conviennent le mieux sont : la bonne luzerne, l'orge, l'avoine, le seigle et même le blé, cuits et mélangés ensemble.

3° Bien faire le pansement de la main ; frictionner les animaux avec un bouchon de paille et quelquefois même avec un peu d'essence de térébenthine. Avoir le soin d'aérer les écuries, les tenir proprement en enlevant chaque jour le fumier, et même deux fois par jour pendant les chaleurs. Si la maladie prenait un cachet typhoïde, après avoir fait sortir tous les chevaux de l'écurie, balayé les planchers et les murs, on ferait bien de faire une fumigation Guytonienne.

Les malades devront toujours être séparés des autres chevaux, bien qu'aucun fait positif ne nous ait prouvé la contagion de la cachexie simple ou compliquée, mais pour cette maladie plus encore que pour toute autre, il faut un air pur et sec, qu'on rencontre difficilement au milieu des grandes réunions d'animaux. On sait du reste que dans les écuries qui renferment des chevaux malades, comme dans les hôpitaux, l'air se vicie facilement et favorise ainsi d'une manière active l'appauvrissement du liquide circulatoire.

D'après les faits que nous avons signalés, nous avons vu que pendant l'invasion de la cachexie aqueuse et surtout quand elle sévit à l'état enzootique, il était une complication qui souvent venait s'y ajouter et embarrasser le diagnostic : c'est la phlegmasie des muqueuses intestinales ; celle-ci s'annonce en même temps que les symptômes cachectiques, par quelques coliques intermittentes, la sécheresse de la bouche, l'inappétence, la dureté et le coiffement des crottins, etc. (1).

Ne serait-ce pas le séjour trop prolongé des aliments dans le tube digestif qui déterminerait l'irritation de cet organe, puis son inflammation ? Tout porte à le croire. En effet, la digestion, dans le cas d'anhémie et d'hydroémie, est toujours lente et incomplète, et le mouvement péristaltique, affaibli comme tous les mouvements de l'économie, n'expulse que difficilement le résidu des aliments souvent mal broyés et mal élaborés qu'il contient.

Cette complication, combattue dès son début par de petites spoliations sanguines, l'application de deux sétons

(1) Plusieurs vétérinaires d'un grand mérite, mais un peu imbus de la doctrine physiologique, ont pris cette complication pour la maladie essentielle ; cette erreur est grande, car il n'est pas possible d'admettre qu'un cheval atteint d'une légère inflammation des intestins, dont les traces sont ordinairement peu sensibles à l'autopsie, contracte en peu de jours et par suite de celle-ci, une altération si profonde des éléments constitutifs du sang ; tandis que les inflammations les plus intenses n'amènent qu'à la longue un état de débilité générale, bien qu'on ait employé la médication antiphlogistique dans toute sa vigueur. D'ailleurs au milieu d'un grand nombre de chevaux cachectiques, il n'en est souvent que quelques-uns qui présentent cette complication, et ce sont toujours les plus jeunes, les plus vigoureux et les plus sanguins.

au poitrail, une ou deux purgations légères à la crême de tartre soluble (tartro-borate de potasse), quelques lavements émollients, se résout ordinairement au bout de quelques jours et permet de continuer le traitement de la maladie principale qui, par sa nature, réclame d'autres soins, une autre médication.

Moyens hygiéniques.

Il est trois causes principales qui, lorsqu'elles existent soit ensemble, soit séparément, font presque toujours naître un peu plus tôt, un peu plus tard, la maladie qui nous occupe. Ces causes sont :

1° L'excès de fatigue, ou plutôt un travail lent, pénible et soutenu, qui use peu à peu les muscles, le sang, le système nerveux, en un mot, toute la machine animale.

2° L'insuffisance d'une nourriture trop homogène, peu alibile, qui n'entretient pas le mouvement nutritif et ne fait point équilibre aux pertes qu'occasionne le travail.

3° L'influence d'un air chaud et humide, trop souvent factice, qui produit l'atonie des organes, la mollesse de leurs fonctions et une débilité générale.

Détruire ces causes, ce serait étouffer le mal à son berceau.

Effets des Travaux épuisants.

Et d'abord, l'excès de fatigue. Si un exercice modéré est favorable à la digestion, s'il raffermit les tissus et rend les chairs plus dures en chassant la sérosité, la graisse du centre des fibres musculaires ; un exercice disproportionné avec les forces des animaux peut produire de graves et de nombreux accidents.

Si cet exercice est précipité et soutenu, il provoquera une indigestion, la fourbure, le vertige, une congestion intestinale ou pulmonaire, la morve, etc. S'il exige de grands efforts, il occasionnera des distensions des tendons et des ligaments, des luxations, la rupture d'un organe, la pousse, et une foule d'autres affections. S'il est lent, continu, qu'il ne nécessite pas de trop violents efforts musculaires, il ne déterminera pas de lésions immédiates, mais il amènera la maigreur, le retroussement du flanc, le ternissement du poil, le flageolement des jambes, le manque de leur aplomb, la faiblesse de leurs articulations, la lenteur, la mollesse et la difficulté de leur action ; il détériorera, en un mot, toute la constitution, et les maladies qui en seront la conséquence seront toujours graves, difficiles à guérir et souvent mortelles. Telle est la cachexie aqueuse du cheval.

Un travail forcé agit encore sur les facultés intellectuelles, sur l'intelligence des animaux. Voyez un cheval bien soigné, qui ne travaille que médiocrement, il porte la tête haute, les oreilles en avant; il a l'œil vif et animé, les allures gracieuses, la démarche fière ; il comprend son maître à la parole, au moindre signe et semble consulter ses désirs pour lui obéir. Voyez au contraire celui qui, mal nourri, est épuisé par des travaux fatigants, il a l'air stupide, il marche à pas lents, la tête baissée, les oreilles pendantes, ses yeux sont mornes et abattus, ses poils sont longs et piqués ; pour lui la voix qui commande doit être accompagnée d'exclamations brutales, le fouet et l'aiguillon peuvent seuls le stimuler et le faire obéir.

L'excès de fatigue amène donc, non-seulement des maladies de tout genre, mais aussi la dégradation des races.

Pénurie d'aliments et mauvais choix de ceux-ci.

Quand à l'excès de fatigue se joint l'insuffisance de la nourriture, oh ! alors, la cachexie est inévitable. Et pourrait-il en être autrement, puisque toutes les parties solides et fluides serenouvellent sans cesse par l'alimentation, et que cette alimentation n'est pas donnée en assez grande abondance pour réparer les pertes des organes?

La ration du cheval doit être subordonnée à la taille, à l'âge, à la constitution de l'individu et au genre de service auquel il est employé. Le cheval de selle, de cabriolet, celui qui court la poste, ne doit pas être nourri de la même manière que le gros cheval de trait, destiné à des travaux lents et pénibles. Pour celui-là, la paille et l'avoine formeront, pour ainsi dire, toute la base de la nourriture; pour celui-ci, outre ces deux substances alimentaires, il faudra une quantité convenable de bon foin ou de bonne luzerne, ou mieux, comme on le fait dans certaines localités, un mélange à peu près à parties égales de luzerne, de trèfle et de sainfoin de première coupe, donnés ensemble ou alternativement.

A propos des fourrages artificiels, il est une remarque que nous avons faite et qu'il est peut-être bon de noter ici. Beaucoup de cultivateurs, soit par nécessité, soit dans le but d'obtenir trois et même quatre coupes de luzerne, se hâtent de faire faucher, comme si deux bonnes coupes ne donnaient pas en poids et en matières nutritives ce que trois et quatre coupes faites avant la floraison donnent en volume.

Le foin fauché trop tôt convient peu aux animaux de travail, ses tiges aqueuses se dessèchent, il est très-feuillu, peu excitant et ne donne ni force ni énergie. Ainsi récolté, il n'est bon que pour pousser à la graisse les bêtes bovines et ovines.

La fauchaison des fourrages artificiels destinés à la nourriture des chevaux ne doit donc se faire, suivant moi, qu'au moment où les graines sont au moins à demi formées, quand les fleurs tombent, car alors la plante, sans être trop ligneuse, contient le plus de matériaux nutritifs. Le cheval, d'ailleurs, semble lui-même nous donner cette indication, en appétant le foin sec et fibreux et dédaignant celui qui est tendre et pourvu de toutes ses feuilles.

Il ne faut pas non plus donner les fourrages avant leur complète fermentation; trop nouveaux, ils fatiguent et irritent les organes digestifs. Faire en sorte de conserver chaque année assez de foin pour que les chevaux en mangent au moins pendant les deux mois qui suivent la récolte nouvelle.

Bien que relativement aux quantités et au mode de distribution il y ait peu de règles fixes à donner, notre travail étant particulièrement destiné aux cultivateurs, nous croyons utile de faire connaître approximativement la ration qui est distribuée aux chevaux de labour dans les fermes où ces animaux, quoique soumis à des travaux fatigants, se conservent le mieux en chair, sont plus beaux et moins souvent malades.

Le cheval de trait en bon état, de taille moyenne, reçoit par jour deux bottes ou 10 kilos de paille de blé, 8 à 10 kilos de bon foin artificiel ou naturel, et 10 à 12 litres d'avoine. Je me suis assuré que cette ration suffisait pour réparer les pertes qu'occasionne un travail en rapport avec la force des animaux et maintenir l'équilibre du mouvement nutritif. Il ne faut que rarement l'augmenter et plus rarement encore la diminuer. Ce n'est pas au moment de faire travailler les chevaux qu'il convient de leur donner des jambes ; mieux vaut leur distribuer une nourriture régulière et constante. Le cheval ordinairement bien nourri est d'une santé plus forte et plus robuste ; il supporte plus aisément les fatigues auxquelles on le soumet, et son estomac n'étant ni délabré, ni surchargé au moment des travaux, les déperditions qu'il fait se réparent facilement par une digestion active et complète.

Si cependant on jugeait à propos d'augmenter cette ration quand les chevaux sont soumis à de grandes fatigues, il ne faudrait le faire que graduellement et donner en même temps quelques aliments rafraîchissants pour contrebalancer les effets d'une nourriture échauffante.

Pendant les grandes chaleurs, il serait avantageux de substituer à 2 ou 3 litres d'avoine 5 à 6 litres de grain crevé dans l'eau bouillante et notamment de l'orge ou du seigle. Ces graines céréales, cuites et mélangées avec du son, sont très-rafraîchissantes et nourrissent bien ; elles conviennent toutes les fois que les chevaux sont échauffés, soit par le travail, soit par une température élevée. L'usage des carottes coupées n'est pas non plus sans avantage en pareille circonstance et produit à peu près le même effet. Pour des chevaux forts et robustes le vert peut être aussi avantageux.

Nous avons supposé dans la ration nécessaire à l'entretien des chevaux de trait, des aliments bien récoltés et de bonne qualité. S'ils avaient végété pendant un été pluvieux, que les pailles ou les fourrages aient poussé abondamment, leurs tiges seraient creuses, légères, peu nutritives et conséquemment peu réparatrices. Il faudrait alors diminuer la ration de ces aliments, augmenter d'autant la quantité d'avoine, ou bien leur substituer, avec précaution toutefois, quelques légumineuses à demi battues, telles que féverolles, vesces, gesses, lentilles ou bizailles. Les aliments de mauvaise qualité et donnés en abondance surchargent inutilement les organes digestifs, n'empêchent pas la débilité générale et la prédisposition aux maladies adynamiques.

Mais si ces aliments sont mal récoltés, qu'ils soient rouillés, moisis, poudreux, ils produiront des effets plus funestes encore, car non-seulement dans ce cas ils ne contiennent que peu ou point de matériaux alibiles, mais ils irritent les intestins, causent la perversion de la nutrition et donnent naissance à un germe morbide, qui tôt ou tard amènera la ruine de l'économie animale.

Si dans les années malheureuses, le cultivateur se trouvait forcé de donner à ses chevaux de pareils fourrages, je ne saurais trop lui recommander de les secouer fortement, de les battre et de les arroser ensuite avec de l'eau salée ou bien de les hacher et de les mélanger avec d'autres meilleurs, du grain crevé, du son, des carottes, etc., en ayant encore le soin de les imbiber d'eau salée. Quand on le pourra on fera mieux de réserver les aliments avariés préparés de la même manière, pour les bêtes bovines et ovines.

Une alimentation peu alibile et trop homogène influe beaucoup aussi sur l'avenir du cheval. L'herbe des prairies basses mangée en vert par les poulains pendant une grande partie de l'année et remplacée ensuite exclusivement par une ration de foin et de paille souvent de médiocre qualité, donne à ces animaux des formes matérielles et empâtées, une peau épaisse recouverte de poils longs et grossiers; la cavité abdominale devient spacieuse aux dépens de la cavité pectorale, les mouvements sont faibles, les allures peu vives, le tempérament en un mot est mou, lymphatique et prédisposé aux maladies qui appartiennent à la classe de celles caractérisées par la débilité.

Il faut de l'avoine au poulain comme au cheval, son appareil masticateur et digestif l'exige, et s'il ne peut encore la broyer, en la concassant ou la réduisant en farine, de bonne heure on lui formera un sang riche et généreux qui plus tard lui permettra de payer largement par son travail les frais qu'il aura coûtés.

Ce qui prouve sans réplique la réalité et je dirai même

l'énergie de cette influence de la nourriture sur le jeune cheval, ce sont les exemples journaliers qui se présentent à nos yeux; ne voyons-nous pas tous les jours, dans les pays de grande culture surtout, le riche et intelligent fermier élever de très-robustes poulains en même temps que son voisin le petit cultivateur en élève avec peine de chétifs et rabougris. Cette différence, à n'en pas douter, dépend uniquement de l'abondance de la nourriture pour les uns pendant toute l'année et de sa pénurie pour les autres pendant les trois quarts du temps.

La parcimonie de la nourriture est l'antagoniste de l'amélioration des races, et nous aurons beau dépenser des millions pour acheter des étalons, des taureaux, des béliers, tant que la culture des prairies artificielles et des graines légumineuses ne sera pas plus répandue en France, nous n'obtiendrons pas les résultats désirés.

Avec des aliments peu nutritifs, quelle que soit la noblesse de leur sang, les animaux dépérissent; avec une alimentation substantielle et abondante, ils ont un excès de force, ils sont dispos au travail, et donnent d'abondants produits en lait, en chair, en fumier, etc.

Pourtant il ne faut point prodiguer. Une nourriture riche en principes nutritifs, donnée en trop grande abondance ou augmentée tout-à-coup, comme orge crue, blé, féverolle, lentille, bizaille, avoine même, en rendant le sang plus épais, plus coagulable et d'une circulation plus difficile, et en amenant en même temps un surcroît d'excitation et de vitalité dans toute l'économie, prédispose les animaux aux congestions, aux inflammations, aux indigestions, à la fourbure, au vertige, etc., etc. Affections qui toutes sont souvent très-redoutables (1).

Influence d'un air chaud et malsain. — Il n'est pas toujours possible d'éviter l'influence d'une atmosphère chaude et nuisible; mais ne pourrait-on pas contrebalancer ses funestes effets en faisant travailler un peu moins les chevaux pendant les grandes chaleurs de l'été, les rentrant à l'écurie depuis dix heures du matin jusqu'à deux ou trois heures de l'après-midi, et faisant en sorte qu'ils trouvent en tout temps, dans ce lieu de repos, un air pur et tempéré, qui, pour le cheval comme pour tous les êtres animés, est le premier aliment de la vie?

Malheureusement en France, plus encore que dans toutes les autres parties de l'Europe, ce n'est point ainsi que les écuries sont bâties, si nous en exceptons celles du riche propriétaire et de quelques belles exploitations rurales qui font la gloire de notre agriculture.

Chez le petit cultivateur, le particulier des campagnes, la construction d'une écurie n'est point l'objet d'une attention sérieuse : bâtie au hasard, au voisinage des ruisseaux, des mares, des égouts, des fumiers, souvent au-

(1) En 1841, à la suite de la récolte de 1840, qui, comme on le sait, jouissait d'une grande valeur nutritive, puisque les fourrages avaient végété lentement et sans eau, nous avons vu la gastro-entérite, maladie essentiellement inflammatoire, la fourbure, le vertige, régner enzootiquement dans les fermes où on avait augmenté les rations au moment des travaux du printemps. Cette année-là, bien que les fourrages ne fussent pas abondants, tous les animaux étaient vigoureux et en bon état.

dessous du sol environnant et adossée à des coteaux, des retranchements, l'air qu'elle contient est froid et humide, ou chaud et débilitant; peu d'ouvertures servent à l'éclairer, à l'aérer; de plus, souvent on y entasse un trop grand nombre d'animaux proportionnellemet à l'espace, et une litière fort mince recouvre une masse infecte de matières végétales et animales en voie de putréfaction.

Les chevaux logés dans de tels lieux sont quelquefois gras, mais jamais vigoureux et toujours prédisposés à la cachexie aqueuse et à toutes les maladies essentiellement adynamiques.

Lorsque l'on est maître de choisir l'emplacement et de régler à son gré les distributions intérieures d'une écurie, il faut y rechercher principalement la salubrité et la commodité. Sous ce double rapport, une écurie, pour être bonne, devra être assez large, assez longue et assez haute pour fournir à chaque cheval 50 mètres cubes d'air et un mètre 1/2 d'espacement; elle sera oblongue et disposée de manière que ses faces soient au levant et au couchant, pour éviter les vents du nord et les mouches qui pendant l'été tourmentent sans cesse les animaux; elle devra être plus élevée que le sol extérieur, aussi éloignée que possible des amas fétides et malfaisants, suffisamment aérée par des ouvertures percées en talus au-dessus des rateliers (1) et éclairée au moyen de

(1) Ces ouvertures doivent avoir à l'extérieur 25 à 30 centimètres de hauteur, sur 70 à 80 centimètres de largeur, et seront pourvues d'ouvertures pour empêcher la lumière d'arriver directement sur les

châssis vitrés, à tabatière placés derrière les animaux ou aux murs de côté et à la hauteur de deux mètres 50 centimètres. Ces fenêtres s'ouvriront et se fermeront à volonté.

Le sol sera incliné pour faciliter l'écoulement des urines au dehors, et formé autant que possible par un pavage cimenté en grès, ou mieux en briques de champ. La litière y sera souvent renouvelée, car en laissant pourrir le fumier sous les pieds des chevaux, outre qu'il corrompt l'air et détermine la fluxion périodique, il ramollit la corne, cause souvent les eaux aux jambes, la pourriture de la fourchette, le crapaud, et tant d'autres affections aussi graves. On fera aussi en sorte que cette litière soit toujours assez abondante pour permettre aux chevaux de se coucher proprement et convenablement.

Dans les années de disette ; si l'on venait à manquer de paille, comme je l'ai vu en 1842, les cendres pyriteuses, le sable sec ou la terre sèche, les bruyères, les feuilles pourraient remplacer la litière. Ces corps éminemment absorbants, en s'impreignant des émanations animales, tiennent les écuries sèches et saines et fournissent ensuite un engrais excellent.

Si les écuries étaient construites, qu'elles soient hu-

yeux des animaux. On pourra aussi y placer une barre de fer transversale et un grillage en fil de fer à mailles serrées pour empêcher le passage des corps étrangers.

Le glacis ou talus fait aux dépens de l'épaisseur du mur doit s'étendre de haut en bas, de dehors en dedans et donner à ces ouvertures une forme en tout semblable à celle des soupiraux de cave.

mides, malsaines ou pas assez aérées et qu'il ne soit pas possible de pratiquer au-dessus des râteliers les ouvertures dont nous avons parlé, on établirait une ou plusieurs cheminées d'aération en pratiquant au plafond, près du mur de face, une ouverture trapézoïdale, ayant à peu près un mètre de longueur sur 50 centimètres de largeur et au toit vis-à-vis, ou mieux à 25 ou 30 centimètres du point correspondant, une autre ouverture de dimension un peu moindre, mais de forme semblable. Un conduit fait en planches de sapin, construit de manière à pouvoir s'adapter parfaitement aux deux ouvertures et assez long pour s'élever à 30 centimètres au-dessus du toit, complète cet appareil fort simple et peu coûteux, qui, en établissant un courant d'air de bas en haut, entraîne au dehors les gaz infects et irritants et maintient dans l'écurie une température égale.

Une pareille cheminée peut suffire pour aérer convenablement un local contenant 3 ou 4 chevaux ; on les multipliera donc proportionnellement à l'espace et à la quantité d'animaux, en tenant compte toutefois des ouvertures et fenêtres qui existent déjà aux murs de l'écurie.

Mais on ne pourra point encore partout pratiquer ce système d'aération, car il peut arriver, en ville surtout, que l'écurie soit recouverte par des locaux servant d'habitation. Pour lever ce nouvel obstacle, on pourrait percer la cheminée dans l'épaisseur du mur de face ou des murs latéraux, la faire monter jusqu'au toit, et pour nuire le moins possible à la solidité des constructions, on la ferait beaucoup plus large que profonde, l'évasant à sa base et la rétrécissant graduellement jusqu'au sommet.

Pour les écuries ainsi aérées, il serait bon de pratiquer dans le mur, au niveau du sol et du côté opposé au râtelier, les petites ouvertures appelées barbacanes.

Nous voudrions bien aussi voir disparaître cette vieille et vicieuse habitude qu'on a encore dans les campagnes de former le plafond des écuries avec des perches qui servent ordinairement à supporter les fourrages ; ceux-ci, continuellement imprégnés par les exhalaisons malsaines qui s'échappent des animaux et de leurs excréments, s'altèrent, se vicient, laissent tomber des graines, de la poussière, retiennent facilement les toiles d'araignées, et pendant la fermentation renvoient dans l'écurie une chaleur étouffante qui débilite les animaux.

Avant de terminer cet article tout hygiénique qui, s'il n'est pas complet, fera du moins comprendre, je l'espère, l'importance des règles à suivre pour conserver la santé du cheval, il nous reste à exprimer quelques réflexions qui souvent se sont présentées à notre esprit dans le cours de notre pratique.

Tout le monde connaît les bons effets du pansement de la main pour les chevaux de travail ; on sait qu'après avoir échauffé un cheval à la course, il faut le bouchonner pour faire sécher la sueur qui s'échappe de son corps ; on sait aussi que s'il est sale, couvert de boue, il est nécessaire de l'étrier, de le brosser, de le laver ; mais on ne sait pas assez que les bouchonnements fréquents et vigoureux sont de première nécessité pour les chevaux qui restent pendant les mauvais temps en stabulation à l'écurie.

Les frictions sèches faites avec un bouchon de paille ou de foin stimulent avantageusement la peau, facilitent la circulation dans toutes les parties, appellent le sang à la surface du corps, retentissent sur les organes profonds, et à ce titre activent l'assimilation nutritive, augmentent l'énergie musculaire, la rigidité de la fibre et entretiennent la force des animaux.

Pour maintenir le cheval dans les meilleurs conditions de santé possible, il faudrait encore que les chemins vicinaux fussent mieux entretenus, que les colliers, les harnais et les équipages fussent plus légers, il faudrait surtout que la ferrure fût l'objet d'une attention plus sérieuse et qu'on ne laissât pas, comme on le fait trop souvent dans les fermes, de pauvres chevaux, trois, quatre mois et plus avec le même fer au pied. Un long sabot fausse les aplombs, fatigue les animaux et ne contribue pas peu à leur épuisement.

Je laisse aux cultivateurs à réfléchir sur ces dernières considérations, car, comme a dit Grogner, c'est à nous de signaler le mal, mais l'art seul est impuissant pour le faire cesser.

CONGESTION SANGUINE APOPLECTIQUE

DU MOUTON.

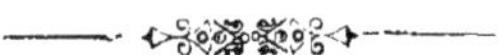

Si, parmi les maladies qui frappent les animaux de l'espèce ovine, il en est une digne des méditations des hommes de l'art, c'est sans contredit la congestion sanguine apoplectique, connue encore sous le nom de *sang*, de *sang de rate*, etc. Rapide dans sa marche, effrayante dans ses symptômes, meurtrière dans ses effets, elle décime nos plus beaux troupeaux et attaque ainsi la fortune individuelle, la fortune de l'état.

Les ravages que cause cette maladie sont si grands que, dans la Beauce, suivant le calcul de M. Delafond, professeur à Alfort, les pertes annuelles peuvent être estimées à plus de sept millions de francs et à plus de deux cent quatre-vingt mille têtes de bétail, et que, dans nos contrées, nous les avons vues s'élever parfois chez un même cultivateur, en moins d'un jour, à plus de cinq cents francs, et en moins d'un mois à deux et trois mille francs, estimant les moutons vingt-cinq francs par tête.

En publiant mes recherches sur la congestion sanguine du mouton, je n'ai certes pas la prétention de les présenter comme entièrement nouvelles, comme entièrement inédites, au moins dans leur ensemble ; déjà cette maladie fut le sujet de mémoires détaillés et de notes intéressantes.

Un seul point, encore controversé, m'a paru susceptible de fixer au plus haut degré l'attention des vétérinaires et des agriculteurs : je veux parler de l'apparition subite à l'extérieur de tumeurs diffuses ou mal circonscrites, dues à une hémorragie sous-cutanée, qui, en distendant la peau et lui donnant une couleur bleuâtre, ont fait prendre si souvent cette maladie pour une affection charbonneuse ou putride.

Sans aucune idée préconçue et sans m'occuper de ce conflit d'opinions émanées d'hommes honorables et instruits, mais peut-être un peu trop systématiques, je vais seulement rapporter ici le fruit de mes observations, et, preuve en mains, essayer de démontrer que la maladie de sang, quels que soient les signes qui la caractérisent, n'est point du tout de nature charbonneuse ni typhoïde, et que tous moyens prophylactiques convenables à ces affections seraient très-nuisibles aux moutons prédisposés à la congestion sanguine apoplectique.

Symptômes.

Début de la maladie. — On avait prétendu jusqu'à présent que la congestion sanguine apparaissait sans symptômes précurseurs. En effet, rien en apparence ne peut faire présumer que la maladie va se déclarer dans un troupeau; les moutons qui le composent paraissent tous bien portants; ils mangent avec appétit;

leur gaîté n'est point diminuée; souvent même ils sont plus vigoureux que de coutume et bondissent sur le sol.

Cependant, comme le fait observer M. Delafond, par un examen attentif, le vétérinaire un peu exercé reconnaît facilement que les yeux sont vifs et animés, les muqueuses apparentes colorées par l'injection des vaisseaux ; la peau entourant les ouvertures naturelles prend une teinte rouge vif au lieu d'être rose ; la respiration, quoique assez régulière d'abord, s'accélère bientôt ; l'air expiré est chaud, l'urine roussâtre et sanguinolente ; les crottins, souvent mous et couverts d'une matière glaireuse mêlée à du sang, sont quelquefois très-petits, durs, luisants et également sillonnés de stries sanguines. (Cette dureté se remarque en hiver, principalement quand les moutons sont exclusivement nourris de grains échauffants ou de fourrages secs.) La marche devient difficile ; le sang tiré à la veine jugulaire, rouge foncé et chaud, forme un caillot remarquable par sa consistance ; ce liquide, riche en éléments organiques et surtout en hématosine, ne contient que peu de sérosité.

Etat de la maladie. — Si, comme il arrive souvent, la congestion sanguine apoplectique se déclare brusquement dans les organes intérieurs et principalement dans la poitrine, l'abdomen ou le crâne, à cet état pléthorique, à cet excès de vitalité succède promptement un abattement général. Le mouton cesse tout-à-coup de manger, s'arrête, paraît étourdi et se campe sur ses quatre membres raides et tremblants. Un mouvement convulsif agite ses lèvres. Ses yeux enflammés et larmoyants ne perçoivent plus la lumière, ses flancs battent vivement, il allonge la tête sur le cou, frétille péniblement la queue, tire la langue, rejette une bave écumeuse et ouvre la bouche, par laquelle il respire autant que par le nez. Bientôt il chancelle, trébuche et tombe. Quelquefois il se relève, rend des matières fécales rougies par du sang, fait d'inutiles efforts pour uriner, et s'il y parvient ce n'est que pour expulser quelques filets d'une urine roussâtre et sanguinolente. Enfin il râle, jette par le nez un sang écumeux et meurt dans de cruelles convulsions.

Tels sont les symptômes, la marche et la terminaison de la congestion sanguine apoplectique interne, connue sous le nom de sang de rate. Mais quand l'hémorragie se déclare dans les tissus sous-cutanés, la marche de la maladie est ordinairement moins rapide, et aux symptômes communs du début des deux variétés de l'affection, se joignent des signes extérieurs différents.

La peau des ouvertures naturelles et les muqueuses apparentes pâlissent ou deviennent bleuâtres, les veines superficielles se dépriment, presque toujours une forte claudication se déclare. Le mouton, dont la marche est incertaine, boîte tantôt d'un membre, tantôt de l'autre, mais le plus souvent c'est d'un membre postérieur. Il est triste, abattu, essoufflé, ne mange plus et reste en arrière du troupeau. De larges tumeurs mal circonscrites, d'un rouge violacé, apparaissent sous la peau, dans les régions inguinales et axillaires principalement, d'autres fois aux lombes et à la gorge. Ces tumeurs qui s'étendent bientôt en longueur et en largeur, prennent une teinte bleuâtre, puis noire, et se propagent rapidement sous forme d'infiltration, soit à la face interne des cuisses, ou des ars, soit de la région dorso-lombaire, aux parois latérales de l'abdomen et du thorax. Alors le sang épanché dans les tissus commence à se décomposer, ou plutôt ses élements constitutifs se séparent. Les régions tuméfiées par l'infiltration sanguine augmentent rapidement de volume; les tumeurs s'étendent dans toutes les directions du corps en suivant les parties déclives, donnent à la peau une teinte livide d'autant plus foncée, que le tissu cellulaire est plus lâche, plus abondant, la collection sanguine plus considérable et la peau plus fine. L'animal alors tombe, se gonfle quelquefois, respire péniblement. L'air expiré est froid, les extrémités et la périphérie du corps se glacent, et si, en même temps qu'ont apparu les tumeurs à l'extérieur, l'hémorragie s'est aussi déclarée dans l'intérieur des organes abdominaux ou pectoraux, on voit s'écouler des ouvertures naturelles un sang plus ou moins pur; bientôt l'animal succombe.

Durée de la maladie. — La maladie, sous ses deux formes, foudroie quelquefois en moins de vingt minutes les individus qu'elle attaque, d'autres fois sa durée est de plusieurs heures; enfin quand l'hémorragie extérieure domine, qu'elle a son siége dans les régions postérieures du corps, elle peut durer deux et même trois jours.

Lésions cadavériques.

Autopsie faite au moment de l'invasion de l'hémorragie, dans l'une comme dans l'autre variété de la maladie.

HÉMORRAGIE EXTÉRIEURE.

A cette époque de la maladie, si on sacrifie l'animal par effusion de sang et que la congestion et l'hémorragie se soient principalement déclarées dans une des régions extérieures, la peau, le tissu cellulaire, les chairs des endroits sains et les organes intérieurs ne présentent rien d'anormal. Mais, pendant qu'on dépouille le cadavre, de la région malade s'écoule en assez grande abondance une partie du sang qui congestionnait encore les capillaires ; la face interne de la peau, le tissu cellulaire sous-cutané et intermusculaire, les ganglions lymphatiques et les muscles de cette région, sont gorgés et imprégnés d'un sang noir qui lui donne une couleur rouge foncé, prenant une teinte plus vermeille au contact de l'air. Outre cette coloration des tissus malades, on remarque encore de larges caillots sanguins étalés sous forme de plaques et qui séparent la peau des tissus sous-jacents. En un mot, il y a là toutes les lésions qui accompagnent les congestions sanguines suivies d'hémorragie. Par le lavage, ces chairs et ces tissus reprennent à peu près leur couleur naturelle.

HÉMORRAGIE EXTÉRIEURE.

Quand l'hémorragie se déclare simultanément à l'extérieur et à l'intérieur, comme cela arrive le plus souvent chez les animaux jeunes et vigoureux, tantôt ce sont les poumons qui sont congestionnés, tantôt c'est la rate qui est augmentée de volume par l'accumulation du sang, d'autres fois les vaisseaux du tissu cellulaire qui environne les reins, les ganglions mésentériques, sont gorgés de sang, très-distendus par ce liquide, ou dilacérés, ou rupturés; alors, comme à l'extérieur, un caillot sanguin fortement coloré existe dans ces parties. Quelquefois ce sont les capillaires des organes céphalo-rachidiens qui sont le siége de la congestion et de l'hémorragie : enfin, la turgescence sanguine peut s'opérer sur tout un appareil d'organes, sans qu'on remarque rien de notable sur les autres viscères. Le sang peut aussi se répandre en nappes à la surface des muqueuses intestinales, des bronches, dans le bassinet rénal, la vessie et la matrice ; mais c'est lorsque la maladie est plus avancée et qu'elle a marché rapidement qu'on observe ce phénomène.

AUTOPSIE

Faite au moment de la mort de l'animal, quand la maladie a parcouru toutes ses phases, et qu'il y a eu hémorragie sous-cutanée.

Lésions extérieures.

Ici l'aspect du cadavre offre une teinte livide. La peau des endroits malades, quoique d'une consistance ferme, est d'un bleu noirâtre à l'extérieur et d'un rouge foncé à sa face interne. Le tissu cellulaire superficiel des régions où l'hémorragie s'est déclarée, est infiltré de sérosité rougeâtre, ce qui lui donne l'aspect d'une gelée tremblante. Les veines superficielles sont fortement injectées par un sang noir souvent coagulé. Quelques caillots sanguins d'un rouge noir se montrent dans la trame du tissu cellulaire profond, et dans l'épaisseur des chairs des endroits malades; celles-ci, imprégnées de la matière colorante du sang, sont ramollies, offrent une teinte rouge violacée qui disparaît presque entièrement par le lavage, perdent par la cuisson toute leur consistance et se réduisent en une espèce de bouillie; cet épanchement sanguin simule si admirablement celui qui résulte des contusions violentes, que l'œil le plus exercé peut facilement s'y méprendre.

Les régions inguinales, axillaires, dorso-lombaires et sous-glossiennes sont principalement le siége des désordres extérieurs que je viens de décrire, souvent toutes les parties qui composent ces régions sont comme confondues entre elles par l'infiltration sanguine.

Lésions intérieures.

Cavité thoracique. — Si la turgescence sanguine s'est manifestée dans l'appareil respiratoire en même temps que dans les régions extérieures, le poumon, fortement congestionné, est augmenté de volume, son tissu organique, déjà ramolli par le sang, se déchire facilement, il s'en écoule une plus ou moins grande quantité de sang. Les bronches et leurs ramifications sont remplies d'un liquide spumeux et sanguinolent. Les ganglions bronchiques, ceux de l'entrée de la poitrine, sont énormément gorgés de sang et renferment une quantité notable de matière colorante qui leur donne une teinte foncée (1). Les plèvres ne présentent ordinairement rien de particulier.

Dans les agneaux, le thymus et le tissu cellulaire lâche qui l'environne sont gorgés de sang noir, ce qui donne à ces parties l'aspect d'un gros caillot sanguin.

Cavité abdominale. — Lorsque la congestion sanguine s'est déclarée dans la cavité abdominale, la plupart des organes sont rouges et tuméfiés. Bien souvent la rate est doublée, quintuplée même de volume, alors elle est ramollie, diffluente, gorgée d'un sang noir et liquide dont on ne la débarrasse qu'avec peine par le lavage. Le foie et les reins sont aussi, dans quelques cas, engoués par le sang, mais leur tissu reste assez ferme. Les ganglions lympathiques du mésentère, de la région sous-lombaire, sont rouges et même noirâtres ; le tissu cellulaire qui environne ces parties peut aussi être imbibé et coloré par le sang ; ce liquide forme quelquefois dans la région des lombes des caillots noirs étalés à sa surface.

L'hémorragie se fait encore remarquer dans les lames du mésentère, dans le tissu cellulaire sous-muqueux de l'intestin grêle principalement ; enfin le sang peut avoir ruisselé à la surface libre de la muqueuse de cet intes-

(1) Cette énorme tuméfaction avec coloration en rouge foncé, que j'ai observée bien des fois sur le bœuf en pareil cas, me fit prendre les ganglions lympathiques pour des tumeurs mélaniques ; mais depuis, ayant reconnu mon erreur, je crois devoir la signaler ici.

tin, dans le bassinet rénal et dans la poche urinaire. La caillette offre quelques arborisations et est même épaissie dans certains endroits. Le rumen, le feuillet et le réseau n'offrent rien de bien remarquable.

Cavité crânienne et canal rachidien. — La congestion sanguine se porte fréquemment aussi aux organes encéphaliques. Alors les sinus veineux des méninges, les vaisseaux capillaires qui rampent à la face extérieure du cerveau et de la moelle épinière, sont remplis d'un sang noir coagulé. Les plexus choroïdes du cerveau et du cervelet sont engoués et pénétrés par le sang. La substance cérébrale et celle de la moelle épinière n'offrent rien de notable.

Appareil circulatoire.—Le péricarde contient quelquefois une assez grande quantité de sang mélangé à de la sérosité. Dans tous les cas, le ventricule droit du cœur renferme beaucoup de sang noir plus ou moins coagulé, le gauche en contient moins dans son intérieur, les oreillettes en renferment aussi ; ce liquide, presque toujours coagulé, donne à la face externe de ces cavités une teinte marbrée de noir et de blanc qui simule la gangrène. Les veines caves, les jugulaires, la veine-porte et toutes leurs ramifications dans les organes, sont remplies d'un sang noir souvent coagulé, formant des caillots cylindriques qui se déchirent difficilement pour peu qu'on tarde à ouvrir le cadavre, et qui font paraître en relief l'arbre vasculaire dans la trame des organes.

La membrane interne du cœur et des gros vaisseaux artériels est de couleur naturelle.

Les chairs, les tissus, et en général tous les organes

rougis par l'épanchement sanguin, prennent une teinte plus vermeille au contact de l'air. Le sang coagulé dans les vaisseaux conserve seul sa consistance et sa couleur noire.

Telles sont les principales lésions morbides qui se font remarquer peu de temps après la mort du mouton qui succombe à la maladie de sang ; mais quand on tarde à faire l'autopsie, le cadavre se ballonne, se décompose et se putréfie rapidement.

Nature et étiologie de la maladie.

Si naguère encore des auteurs recommandables ont donné le nom de *gastro-enteritis*, de *charbon blanc*, de *fièvre charbonneuse* des bêtes à laine, etc., à la maladie de sang que je viens de décrire, je suis loin de partager leur opinion. Comme M. Delafond, je pense que cette maladie a son siége dans le système circulatoire, et pour me servir de ses propres expressions, je dirai « *qu'elle est le résultat d'une proportion trop forte » dans le sang des principes nommés globules, fi- » brine et albumine*, *et d'une trop petite proportion » d'eau* » (1).

Pour prouver cette assertion, il suffit de rappeler les phénomènes morbides qui se passent dans l'organisme depuis le début de la maladie jusqu'à la mort des animaux qui y succombent.

Ainsi, dans la première période, nous avons une in-

(1) *Traité sur la maladie de sang des bêtes à laine de la Beauce*; 1845.

jection manifeste des vaisseaux capillaires en général, qui se traduit au dehors par la rougeur de la peau et des muqueuses apparentes ; puis un sang épais très-coagulable qui forme rapidement un caillot dense, ferme, fortement coloré et dans lequel la sérosité est comme emprisonnée. Plus tard (2e période), ce sang, *riche* et *abondant* à cause du trop-plein des vaisseaux qu'il congestionne, fait irruption dans tous les organes, s'y répand, s'y étale et les pénètre. Alors seulement a lieu le phénomène de la décomposition (3e période). Les éléments constitutifs du sang, bien qu'épanchés dans les tissus vivants, se séparent ; d'un côté la fibrine mêlée au cruor se montre sous la forme de caillots d'un rouge plus ou moins foncé ; de l'autre le sérum forme une infiltration dans la trame celluleuse ; enfin la matière colorante ou hématosine imbibe les tissus, leur donne cette couleur violacée qu'on observe avant la mort et sur le cadavre, couleur qui a sans doute été la cause des erreurs commises sur la nature de cette maladie.

Afin de bien nous entendre ici, je dirai donc que, pour moi, la congestion sanguine du mouton se présente sous deux formes distinctes en apparence, mais qu'elle est tout-à-fait identique dans sa nature, qu'elle débute toujours par un état pléthorique et n'offre de différence aux sens de l'observateur que quand l'effort hémorragique fait irruption dans les organes intérieurs seulement, ou dans les tissus sous-cutanés, ou simultanément à l'intérieur et à l'extérieur.

Jamais, que je sache, on ne rencontre sur les animaux affectés de la maladie de sang, de ces tumeurs gangréneuses couvertes ou entourées de phlyctènes ; jamais non plus on ne trouve à leur autopsie de lésions gangréneuses proprement dites et dépendant essentiellement de la maladie. Cette espèce de gangrène, qui se remarque quelquefois dans la matrice des brebis qui ont avorté, n'est, à n'en pas douter, que le résultat d'un excès d'inflammation dans cet organe, ou plutôt d'une putréfaction produite par le contact altérant de l'air avec le sang.

Dans les fièvres charbonneuses et putrides, au contraire, tous les organes essentiellement vasculaires se gangrènent avec rapidité, soit par la présence dans leur intérieur d'un principe morbifique, soit par l'épanchement asthénique d'un sang vicié par un élément virulent.

D'après ces quelques réflexions, ne sommes-nous pas autorisés à conclure, toujours avec M. Delafond, que dans cette maladie la sortie du sang hors de ses voies naturelles est due : 1° au trop-plein des vaisseaux ; 2° à la trop grande richesse du sang qui coule difficilement dans leur intérieur ; 3° enfin à la force impulsive du centre circulatoire.

Si nous nous rappelons maintenant que, dans cette maladie, outre le trop-plein des vaisseaux, il y a encore augmentation dans la force d'agrégation des éléments constitutifs du sang, toute idée d'une affection charbonneuse devra être rejetée.

Causes de la maladie.

D'après mes nombreuses remarques, j'ai pu constater de la manière la moins douteuse :

1° Que la congestion sanguine, apoplectique sous ses

deux formes, pouvait se déclarer à l'état sporadique, enzootique et épizootique, dans toutes les localités, en toute saison, en plein air comme à la bergerie; mais qu'elle se déclare principalement pendant le parcage et dans le courant des hivers qui succèdent à un été chaud et sec;

2° Qu'elle est beaucoup plus meurtrière dans les contrées où la terre marno-calcaire, sablo-ferrugineuse est naturellement sèche, les plantes fines, grenues et peu tassées, que dans celles où la terre arable, essentiellement limoneuse, est un peu humide, où les plantes poussent abondamment, sont légères, creuses et peu succulentes;

3° Qu'elle se manifeste plus particulièrement au parc quand l'été est sec et que les troupeaux, affaiblis par un régime d'hiver peu substantiel, sont mis tout-à-coup dans de gras pâturages qu'on leur donne à satiété. Et pendant l'hivernage, quand les moutons sont soumis à une ration trop forte d'aliments riches en principes nutritifs, tels que la vesce, la gesse, la gesse-chiche surtout ou jarosse, la lentille, l'orge, l'avoine, etc.;

4° Que les moutons habituellement fort nourris et dont on augmente encore la nourriture, ont plutôt la congestion sanguine intérieure, connue sous le nom de sang de rate, que la congestion sanguine avec hémorragie extérieure. La nourriture verte, le trèfle commun surtout, donné abondamment et tout-à-coup, détermine infailliblement cette première variété de la maladie de sang, tandis que la jarosse, comme tous les grains échauffants, détermine plutôt la congestion apoplectique extérieure;

5° Que dans les fermes où les cultivateurs ont la bonne habitude de donner, concurremment avec des grains échauffants, la pulpe, la betterave ou toute autre racine rafraîchissante, du grain cuit même, et qui, quoique nourrissant fortement, ne passent que graduellement d'une alimentation à une autre, la maladie y est rare, et si elle apparaît, elle fait alors peu de victimes.

6° Enfin, j'ai été à même d'observer bien des fois que la congestion sanguine était presque inconnue des petits cultivateurs, qui souvent manquent de prairies artificielles et font pâturer leurs troupeaux au hasard, par le beau et le mauvais temps, sur les bords des bois, des chemins, etc.; et que cette affection pouvait dans un même temps, dans un même pays, faire des ravages effrayants sur les beaux troupeaux de nos grandes exploitations, pendant qu'elle épargne les premiers, qui ordinairement sont faibles et peu sanguins.

L'air insalubre des bergeries trop étroites où les animaux sont entassés; les émanations putrides qui proviennent des eaux stagnantes des marais, des mares, des égouts, etc., sont des causes qui n'existent que peu ou pas chez nous, et qui peuvent, je ne le nie point, faire naître une fièvre charbonneuse ou putride sur les animaux prédisposés à la maladie de sang; mais alors cette affection n'est qu'une complication accidentelle qui peut survenir là comme dans toute autre circonstance.

Les amendements et les engrais ne m'ont pas paru non plus jouer un grand rôle dans le développement de la maladie; car il est des fermes dans lesquelles les troupeaux en ont été victimes et où les terres peu fumées n'avaient jamais été ni plâtrées, ni cendrées, tandis que dans d'autres pays où les engrais sont abondants et les terres fortement amendées avec des cendres pyriteuses, du plâtre, de la marne, la maladie est rare ou y sévit avec peu d'intensité.

Autrefois (et ce temps n'est pas encore éloigné), dans nos pays, comme partout sans doute, les troupeaux sortaient toute l'année et par tous les temps pour paître dans la vaine-pâture et sur les jachères. Les prairies temporaires étant encore peu répandues en France, on ne donnait à la bergerie et l'hiver seulement, que de la paille, peu d'autres aliments secs, et rarement des graines céréales ou légumineuses. Les bêtes à laine alors étaient débiles et chétives ; un sang pauvre et séreux circulait dans leurs veines ; une année était-elle humide, les herbes tendres et aqueuses, on voyait la cachexie apparaître et décimer les troupeaux !

Aujourd'hui, les moutons sont généralement forts et robustes ; chez eux le chiffre des globules, déjà augmenté par le croisement des races (1), l'est encore ainsi que les éléments albumino-fibrineux, par le régime nourrissant auquel ils sont soumis. Si dans nos pays vous parcourez les fermes pendant l'hiver, au commencement du printemps et à la fin de l'automne, vous voyez en effet que les troupeaux sont nourris abondamment avec des aliments succulents et échauffants tout à la fois. L'é-

(1) Voyez *Recherches sur la composition du sang de quelques animaux domestiques, dans l'état de santé et de maladie*, par MM. Andral, Gavaret et Delafond. *Recueil de médecine*, 1re partie, p. 178, t. 19.

té, outre qu'on ne les sort que quand on peut les mettre dans de gras pâturages, si on les rentre à la bergerie, soit pendant l'ardeur du soleil, soit à cause du mauvais temps, là encore on leur donne des fourrages succulents. Aussi d'un pareil régime que résulte-t-il? que la cachexie est fort rare aujourd'hui, même dans les années humides, et la congestion sanguine apoplectique très-fréquente.

Sur ce point important de l'étiologie de la maladie d'où découle le traitement prophylactique, je suis heureux de me trouver tout-à-fait d'accord avec les sommités agronomiques et vétérinaires.

Le vénérable Tessier, Huzard, Girard, Yvart, Darboval et Delafond ont déjà émis cette opinion.

Du reste, ne savons-nous pas tous que les bons aliments font le bon chyle et que le bon chyle fait le bon sang? Or, si ces aliments sont donnés tout-à-coup et avec profusion, est-il étonnant qu'il en résulte un sang riche et abondant qui prédispose aux congestions sanguines?

Le sol dont la nature est si variée dans nos pays montueux, est généralement sain quoique bocagé et sillonné par de nombreux ruisseaux. L'air est vif et sec. L'eau avec laquelle nos moutons sont abreuvés est claire et salubre, rarement on rencontre dans les cours des fermes des eaux stagnantes en putréfaction. Les bergeries, souvent plus élevées que le sol extérieur, sont en général vastes, bien aérées, palées deux ou trois fois par mois, et la litière y est toujours abondante.

La cause majeure, unique peut-être, est donc dans le

régime alimentaire; la chercher ailleurs, ce serait, comme on l'a fait trop souvent, abuser de l'imagination pour créer des hypothèses. Partout où il y a surabondance d'une nourriture échauffante, on voit la maladie apparaître. Donnez en effet de la gesse chiche, de la lentille ou toute autre légumineuse, et indubitablement vous produirez la congestion sanguine. Ce fait incontestable est connu de tous les cultivateurs éclairés, et moi-même j'ai eu bien des fois occasion de le constater, non-seulement chez le mouton, mais encore chez le bœuf, le porc, le cheval, et même sur les oiseaux de basse-cour (1).

Loin de moi pourtant la pensée de nier que d'autres causes puissent se joindre au surcroît d'alimentation. Ainsi, le défaut d'exercice, soit au parc, soit à la bergerie, chez le bœuf comme chez le mouton fort nourris, concourt au développement de la maladie en augmentant la masse sanguine qui n'éprouve aucune déperdition. La grande sécheresse de l'air, la chaleur excessive, la poussière, les rayons d'un soleil ardent, auxquels sont exposés nos troupeaux pendant le parcage, sont des causes qui, en enlevant au sang sa sérosité par la transpiration cutanée et pulmonaire, favorisent son épaississement et sa stagnation dans les organes. Les marches forcées, un

(1) La congestion sanguine règne enzootiquement et annuellement sur les bœufs et les vaches dans quelques fermes de nos cantons, où ces animaux sont abondamment nourris et ne font pas de déperditions notables. Nous l'avons vue aussi attaquer plus ou moins violemment des porcs poussés à la graisse avec des pommes de terre cuites au four, de l'orge et des jarosses crues.

repas trop copieux, l'influence d'un air chargé d'électricité, les changements brusques de température, une pluie d'orage, etc., peuvent, je le sais, provoquer l'apparition de la maladie sans qu'aucun signe précurseur ait même pu faire supposer cette apparition. Mais, je le répète, pour que la congestion sanguine se manifeste, elle a besoin d'un stimulus ; et ce stimulus, quel est-il ? C'est le surcroît d'alimentation. Et ce qui prouve que la cause efficiente du mal est véritablement là, c'est que dans un même pays, dans une même ferme, la maladie attaque de préférence les moutons les plus jeunes et les plus vigoureux, ceux qui se nourrissent le mieux.

La nature du sol, sa plus ou moins grande sécheresse, l'état hygrométrique de l'atmosphère pendant la végétation surtout, sont des causes qui paraissent concourir puissamment aussi au développement de la maladie ; mais ces causes n'agissent qu'indirectement en donnant aux aliments des qualités plus ou moins nutritives. Ainsi, en 1840 et en 1842, les plantes ayant végété au milieu d'un air chaud et sec et renfermant sous un petit volume une grande proportion de principes alibiles, nous avons vu la maladie sévir avec intensité au parc, et plus encore pendant l'hivernage ; en 1843, au contraire, l'été ayant été très-humide, les plantes abondantes mais peu nutritives, la congestion ne fit que peu de ravages, quoique les animaux aient été en apparence plus nourris que l'année précédente.

D'après ce qui précède, il serait, je pense, d'un esprit peu sévère d'admettre qu'un mouton jeune et vigoureux, à l'œil vif et animé, donnant par la phlébotomie un sang épais et plastique, va, au bout de quelques heures, être affecté d'une fièvre charbonneuse ou typhoïde, et cela sans causes connues ni infection directe. « Il faut, comme le fait observer si judicieusement M. H. Bouley, » pour qu'une telle altération du fluide nourricier se dé» veloppe, que l'économie ait été soumise pendant quel» que temps à certaines influences nuisibles, qui, en agis» sant sur l'organisme tout entier, en modifient le » mouvement, changent, altèrent, vicient les actions or» ganiques et amènent consécutivement l'altération, la » viciation du liquide circulatoire. »

Ces influences nuisibles, je ne cesserai de le répéter, ici n'existent point.

Nous n'avons donc, comme on le voit, qu'une congestion sanguine sthénique générale ou partielle, dépendant essentiellement de la grande richesse du sang et du trop-plein des vaisseaux. Congestion consécutive à un état pléthorique déterminée par une alimentation trop nourrissante.

Causes prédisposantes individuelles.

Toutes choses étant égales d'ailleurs, lorsque la maladie de sang sévit sur un troupeau, elle attaque de préférence les agneaux d'un an ou agneaux gris, les agneaux de deux ans ou entenais, habituellement plus nourris que le reste du troupeau, les moutons de trois à quatre ans, et parmi tous elle choisit encore les plus beaux animaux, ceux qui se nourrissent bien et qui sont connus des observateurs sous la dénomination assez caractéristique de moutons qui ont du *sang* ou *trop de sang*.

Les brebis dans un état de gestation avancée en sont souvent victimes ; chez elles la congestion sanguine se déclare presque toujours à la matrice, provoque l'avortement ou un port très-laborieux et souvent contre nature ; soumises au même régime que les nourrices, si elles ne meurent pas dans les premiers jours qui suivent l'avortement, elles prennent un embonpoint remarquable et succombent au bout de trois semaines ou un mois. Les brebis qui n'ont pas fait agneau, mises dans les mêmes conditions, sont dans le même cas.

Les moutons affaiblis par une mauvaise alimentation y sont moins exposés; chez eux la congestion ne se déclare pour ainsi dire que par occasion, c'est quand ils passent brusquement de la pénurie d'aliments à une nourriture verte ou sèche, trop abondante et trop riche en principes nutritifs. Alors la maladie est le plus souvent accompagnée d'hémorragie extérieure et elle exerce ses ravages dans le troupeau avec une effroyable rapidité.

Abordons maintenant une question qui intéresse fortement et la pratique de l'art vétérinaire et l'hygiène publique : nous voulons parler de la contagion. *La maladie de sang du mouton est-elle contagieuse? Se transmet-elle d'un animal à un autre par voie de contact médiat ou immédiat? Peut-elle faire naître chez l'homme une maladie septique et de nature virulente?*

Ces points, aujourd'hui encore obscurs, ne seraient plus en litige, si, comme M. Delafond, tous les observateurs avaient apporté dans l'examen des faits une rigoureuse attention, si ces faits ils les avaient sévèrement analysés. Rappelons donc avant tout et répétons-le jusqu'à satiété, la maladie de sang du mouton que nous décrivons ici et qui fait le sujet de ce travail, quels que soient les signes qui la caractérisent, diffère essentiellement des maladies charbonneuses : l'exposé de ses causes, de ses symptômes, de ses caractères anatomiques et de son traitement, l'aura surabondamment prouvé.

Toutefois, pour les observateurs éclairés et attentifs, la vérité des faits prévaut sur les idées théoriques et préconçues, car Hurtrel d'Arboval qui décrit la congestion avec hémorragie extérieure comme une variété du charbon des bêtes à laine, affirme néanmoins que cette variété n'est nullement contagieuse.

Nous partageons pleinement l'opinion d'Hurtrel sur ce dernier point.

En voyant le mal sévir brusquement sur son troupeau, y faire en un seul jour de nombreuses victimes, le cultivateur n'est que trop porté à attribuer cette effrayante mortalité à la contagion. Mais si la maladie peut prendre la forme épizootique, elle n'en est pas pour cela contagieuse. Est-ce que tous les animaux qui sont frappés simultanément dans la même bergerie, dans le même troupeau, ne sont pas soumis depuis long-temps aux mêmes influences et n'ont pas tous puisé à la même source le germe du mal qui les atteint ? Qu'un animal tenu jusque-là à l'abri des causes de la maladie soit placé au milieu de votre prétendu foyer de contagion, s'il n'est pas épargné, alors vous pourrez conclure à la contagion directe ou indirecte. Or, au milieu d'un troupeau (celui de M. Tartarin, cultivateur à Sergy) où la maladie de sang faisait beaucoup de ravages, nous avons fait transporter des moutons pris d'une localité voisine, et ces moutons n'ont rien ressenti. A cette preuve ajoutons-en d'autres. Dans une même ferme la maladie n'attaque le plus ordinairement que les animaux les plus sanguins, tandis qu'elle épargne toujours les plus débiles, et dans une même localité où il y a plusieurs troupeaux, souvent la maladie ne sévit que sur un seul : cependant ce troupeau n'est jamais séquestré. Pour citer un exemple entre mille, derrière le troupeau de M. Tartarin, tous les jours allaient paître d'autres moutons appartenant à son frère.

Nous avons vu des chiens et d'autres animaux se nourrir impunément des débris fumants des moutons morts de l'épizootie. Enfin, nous avons inoculé à des animaux sains le sang d'animaux malades, et cela sans résultat. M. de Gasparin, qui décrit cette affection sous le nom de gastro-entéritis gangréneux, vient aussi confirmer notre opinion en s'exprimant ainsi dans son traité des maladies contagieuses des bêtes à laine :

« Nous avons déjà dit que le gastro-entéritis sans » éruption n'était pas contagieux, et des milliers de faits » ne me laissent aucun doute sur cette proposition qui, » d'ailleurs, est admise par nos bergers, fort portés à » attribuer à la contagion toutes les maladies de leur » troupeau. »

L'approche et le contact des moutons atteints de la maladie de sang, peuvent-ils être nuisibles à l'homme qui leur donne des soins? Y a-t-il danger à manger la chair de ceux qu'on fait sacrifier, à toucher aux cadavres de ceux qui succombent, à les dépouiller de leur peau, à livrer celle-ci au commerce? L'homme au milieu de ces conditions peut-il contracter le charbon ou la pustule maligne ? A ces questions répondons encore par des faits, les seuls arguments valables dans les sciences d'observation.

La chair des animaux qu'on sacrifie même à la dernière période de la maladie, si nous en exceptons les parties malades, est belle, ferme, dense, se conserve très-bien (remarque faite par Hurtrel lui-même dans sa description de la prétendue fièvre charbonneuse), et a été mangée dans la plupart des fermes sans occasionner aucun mal ou accident. Nous nous sommes piqué plusieurs fois en saignant des animaux malades, et à la suite nous avons fait des autopsies sans qu'il en soit résulté rien de fâcheux. Les cadavres que nous avons ouverts, l'ont été, les uns presque aussitôt la mort, d'autres longtemps après. Nous nous sommes blessé en autopsiant des cadavres déterrés pendant les grandes chaleurs, dix, quinze heures après la mort. En tirant les poumons hors de la poitrine, nombre de fois du sang nous a jailli sur la figure, sur les lèvres, dans les yeux ; nous avons vu des individus placer entre leurs dents le couteau tout fumant avec lequel ils dépouillaient des moutons morts de la maladie de sang. Deux autres, chez M. Tartarin, déjà cité, malgré notre défense, dépouillèrent impunément plus de trente moutons enterrés depuis quelque temps et ayant déjà subi un commencement de putréfaction. Est-ce avec cette bénignité que se fût comportée, dans les diverses circonstances que nous venons de passer en revue, une maladie virulente et contagieuse ? La plupart des bergers qui, sous nos yeux, saignèrent des moutons affectés du sang, qui dépouillèrent journellement des cadavres et qui furent en contact continuel avec les animaux frappés de cette maladie, n'eussent-ils pas été atteints du charbon, si ces animaux avaient été soumis à l'action d'un virus charbonneux ? Or, qu'on nous cite une seule victime, oui une seule, nous en portons le défi à qui que ce soit.

Bien que dans le cours de notre pratique il se soit produit un fait qui fit alors beaucoup de bruit dans le pays, et qu'on invoquait contre l'opinion que nous défendons ici, rapportons ce fait, et examinons-en la valeur.

Dans l'été de 1840, après avoir passé les jours et les nuits à soigner son troupeau, le berger de M. Tartarin tombe malade; une tuméfication se manifeste à la face. Un médecin du pays, M. le docteur C...., appelé à lui donner des soins, croit, à ce qu'on nous rapporte, reconnaître une pustule maligne, et prescrit pour tout traitement quelques lavements émollients, des tisanes de violette, gomme, orge miellée. Deux jours s'écoulent. Le médecin, mandé de nouveau, moins timide alors que la première fois, laboure largement le visage avec le fer et le feu; la tuméfication augmente et envahit le cou : quelques jours après le malade succombe. Dès-lors toute la faute est rejetée sur l'ignorance et l'incurie du vétérinaire (nous souhaitons que nul autre n'ait mérité ce reproche). On déclare que le berger a été atteint d'une pustule maligne, parce que son troupeau a le charbon; l'alarme est semée dans tout le pays, le maire, le sous-préfet sont avertis. On est sur le point de mander de

Paris une commission qui sera déléguée par l'école vétérinaire, pour étudier cette épizootie du charbon si redoutable; un livre à la main, et d'après ce qu'on lui a rapporté des symptômes présentés par nos moutons malades, M. C.... veut, après l'avoir prouvé victorieusement à M. Tartarin, nous faire croire à nous-même qu'ils sont atteints de la fièvre charbonneuse.

Nous aimons à croire que l'opinion d'un praticien tel que M. le docteur C., sur un point de médecine humaine, aurait une certaine valeur aux yeux de ses collègues; mais malgré l'extrême rapprochement qui existe entre les deux branches de la science médicale, il voudra bien nous permettre de contester sa compétence et son autorité en médecine vétérinaire , et particulièrement dans le cas dont il s'agit. La maladie du troupeau de M. Tartarin, de Sergy , était la maladie de sang que nous avons observée si souvent ailleurs et dont nous traçons ici l'histoire. Là nous avons interrogé les cadavres, là nous avons vu, *nous*, et observé attentivement nos malades. Du reste, deux vétérinaires expérimentés , M. Hugues , mon prédécesseur , et M. Dubuisson , vétérinaire à Château-Thierry, sont venus m'apporter leur appui et confirmer mon diagnostic. Et c'est en face de ces preuves et de ces témoignages que M. C. vient soutenir que nous avons méconnu une fièvre charbonneuse !!!

Que les médecins, les vétérinaires et tous les hommes sensés nous jugent...Quant au berger, accordons pour un instant qu'il a succombé à une pustule maligne : est-ce à dire qu'elle est née de la maladie qui décimait son troupeau ? Non-seulement rien n'autorise à l'admettre, mais tout doit faire éloigner cette idée, car là, chez M. Tartarin, d'autres individus que nous avons déjà cités s'exposèrent au moins autant que le berger aux influences de la maladie ; ailleurs, cent bergers ont saigné et soigné des animaux frappés du même mal, ont dépouillé des cadavres avant et après la coagulation du sang, et aucun, que je sache, n'éprouva le moindre accident. M. de Gasparin et M. Delafond ne reconnaissent pas non plus à cette maladie de propriétés contagieuses.

Le fait dont nous discutons ici la valeur, s'il était bien établi et publié avec toutes les garanties d'une bonne observation, n'autoriserait pas encore à conclure à la contagion et ne saurait prévaloir sur mille autres faits contraires et négatifs. Est-ce qu'un insecte ne peut pas transporter à distance et inoculer par sa piqûre à l'homme le virus charbonneux ? N'a-t-on pas vu des bergers atteints du charbon, alors qu'il n'y en avait aucun cas dans leur troupeau ? Ne sait-on pas aussi que le charbon peut naître spontanément chez l'homme nourri avec des aliments avariés et épuisé par le travail sous le poids d'un soleil ardent? Nous pouvons même admettre dans cette hypothèse de l'existence de la pustule maligne sur le berger, que parmi les moutons qui succombèrent, un s'est trouvé surmené ou fatigué, même charbonneux ; car il n'est pas impossible qu'un cas de charbon se déclare au milieu d'un troupeau ravagé par la maladie de sang.

Mais nous venons de faire une concession toute gratuite. L'existence de la pustule maligne chez le malade de M. C. est loin d'être prouvée. Nous avons, il est vrai, l'affirmation de ce médecin ; mais nulle autorité, quelle qu'elle soit, ne peut valoir un fait minutieusement recueilli et livré à la publicité. Une autorité seule, aux yeux de la science est nulle. Eh quoi ! M. C. a-t-il le droit d'exiger que nous le croyions ici sur parole, lui qui tout-à-l'heure récusait l'autorité de plusieurs vétérinaires ? Bien plus, nous pouvons presque invoquer un témoignage contraire au sien. Le docteur Daubanel, praticien consciencieux, observateur éclairé, qui avait vu le malade, consulté par nous à ce sujet, répondit qu'il doutait fortement qu'il y eût là une pustule maligne ; mais M. C. lui-même n'a-t-il pas eu des doutes ? Nous aimons à le croire, pour expliquer et justifier l'incertitude de sa conduite et la contradiction de sa thérapeutique. Car nous ne pensons pas que les sangsues, dont nous avions oublié de parler, les boissons gommeuses et les lavements émollients aient jamais été réputés des moyens héroïques pour arrêter la marche d'une pustule maligne.

Mais c'est trop insister sur un fait sans valeur ; ce fait ne soutient pas l'examen et n'est pas de nature à établir, mieux que celui du docteur Herpin, que la maladie de sang du mouton peut faire naître la pustule maligne.

Traitement.

S'il fallait une nouvelle preuve pour démontrer que le véritable caractère de la congestion sanguine apoplectique des bêtes à laine, principalement celle avec hémorragie extérieure, a été et est encore méconnue, nous la trouverions incontestablement dans les variations nombreuses que l'on a fait subir aux moyens thérapeutiques, dont les uns ont été tour à tour préconisés et abandonnés à mesure qu'on s'apercevait de leur inutilité et du danger même qu'ils faisaient naître. Ainsi, la maladie de sang ayant été considérée comme due aux émanations putrides, on conseilla le quinquina, l'acétate d'ammoniaque. D'autres firent administrer le sel marin, le protosulfate de fer, les fumigations de chlore gazeux, etc.

Enfin, Daubanton, Tessier, d'Arboval et M. Delafond prescrivirent la saignée et le régime débilitant comme moyens préservatifs, sans s'occuper toutefois d'appliquer ce traitement aux deux formes de la maladie.

Nous partageons entièrement l'opinion de ces observateurs éclairés sur les moyens prophylactiques à mettre en usage pour prévenir la congestion sanguine du mouton et ses fâcheux résultats. En effet, les saignées abondantes diminuent la masse sanguine et le chiffre des globules, augmentent la partie aqueuse du suc vital, rendent le sang plus fluide, moins plastique, et favorisent le mouvement circulatoire dans les vaisseaux. La saignée générale, ici, est donc rationnellement indiquée, non-seulement comme moyen préservatif, mais encore comme moyen curatif. Cependant on a dit et répété bien des fois que toute bête attaquée de la maladie de sang était frappée à mort, comme si l'impuissance de l'art contre les funestes effets du mal avait découragé les observateurs.

Si on ne veut reconnaître l'existence de la maladie que quand il y a hémorragie partielle ou générale, tout traitement, il est vrai, devient inutile dans la majorité des cas ; mais, pour arriver à sa terminaison fatale, la maladie, quoique marchant avec une effrayante rapidité, ne foudroie pas toujours ses victimes sans symptômes précurseurs, et pour qu'elle soit incurable, il faut, à moins d'une cause insolite, qu'elle ait parcouru toutes ses phases, c'est-à-dire qu'elle ait passé de *l'état pléthorique à l'état de congestion* et de la congestion à la *période hémorragique*. Or, en saignant largement pendant l'état pléthorique, on peut presque toujours, tout le monde le sait, conjurer le mal ; et pendant la période de congestion, on parvient encore, en saignant copieusement à la jugulaire, à sauver la vie des animaux.

J'ai vu plusieurs fois des moutons tout haletants, campés sur leurs quatre membres raides et tremblants, ayant la tête tendue sur le cou, la bouche béante, les yeux rouges et larmoyants, les flancs fortement agités, et dont les crottins étaient rougis par le sang, être rappelés à la vie par une forte saignée pratiquée à la jugulaire. Les bergers intelligents, soigneux et attentifs en sauvent beaucoup dans ce cas ; comme on le voit, le traitement curatif n'est pas toujours sans efficacité pendant la période de congestion.

Mais si par les spoliations sanguines nous parvenons à soustraire quelques victimes au fléau dévastateur, il faut que la saignée soit pratiquée en temps opportun, car tout retard apporté dans cette opération rend l'art impuissant contre la fureur du mal, et si on ouvre la veine quand déjà il y a un commencement d'hémorragie dans un ou plusieurs points de l'économie, il n'est pas rare de voir succomber les animaux pendant ou peu de temps après la saignée. Ce fait est surtout frappant quand, dans un troupeau, la maladie date depuis quelque temps, qu'elle y a déjà fait beaucoup de victimes et qu'on saigne les animaux en grand nombre ; il explique pourquoi la mortalité a toujours augmenté pendant ou peu de temps après la saignée, quand ce moyen précieux a été mis à exécution trop tard ; alors, pour ne pas tout perdre, il faut se hâter de sacrifier l'animal.

Ici, je suis forcé de le dire, beaucoup de cultivateurs, doutant encore de nos connaissances sur les maladies des bêtes à laine, négligent trop souvent de nous appeler dès le début de la maladie et abandonnent leurs troupeaux malades à des bergers ignorants, quelquefois superstitieux, qui n'écoutent que difficilement des conseils basés sur l'observation et une expérience raisonnée.

Autant que possible, je fais pratiquer la saignée à la jugulaire, et quand la maladie se déclare violemment dans un troupeau, mon premier soin est de mettre de côté les animaux faibles pour ne plus m'occuper que des forts, que je fais saigner indistinctement, en choisissant d'abord les moutons les plus vigoureux, ceux d'une constitution sanguine et ceux surtout qui présentent les symptômes précurseurs de la maladie.

Pour pratiquer cette opération avec plus de célérité, je prends dans la ferme les personnes les plus intelligentes. Les unes coupent la laine, lient les quatre membres et marquent les moutons à la tête. Les autres appliquent un lien circulaire à la base du cou pour faire gonfler la veine, et saignent avec la lancette ou un canif. D'autres enfin mettent les épingles et font la ligature. De cette manière, j'ai vu saigner mille moutons en un jour.

Au commencement de ma pratique, peu de bergers, dans ma clientèle, savaient saigner à la jugulaire, je dirai même qu'aucun n'employait ce moyen héroïque. Aussi m'a-t-il fallu beaucoup de persévérance pour vaincre l'entêtement et la paresse de la plupart d'entre eux. Aujourd'hui le succès me fait mieux écouter. Un grand nombre de bergers et beaucoup de cultivateurs savent pratiquer cette opération. D'ailleurs, en liant les quatre membres du mouton, le couchant sur le sol ou sur une table, lui tendant le cou en arrière et un peu de côté, on peut avec commodité pratiquer cette saignée salutaire (1).

Quand la maladie ne sévit pas avec intensité et qu'elle n'attaque que quelques bêtes à plusieurs jours d'intervalle, je me contente de faire saigner à la veine sous-cutanée faciale qui prend naissance sur le chanfrein et résulte principalement de la réunion de la veine labiale supérieure avec la veine angulaire (2). Cette veine, bien indiquée par Daubanton sous le rapport de sa situation, est connue sous le nom impropre d'*angulaire*. Elle passe à 3 centimètres (un pouce environ) au-dessous de celle-ci et à deux travers de doigt de la commissure des lèvres, en avant d'un tubercule osseux assez saillant

(1) Je ne parle que de la saignée de précaution, car quand le mouton est fort attaqué, il n'est pas nécessaire de le coucher ni de lui lier les membres, il suffit de l'enfourcher.

(2) La saignée à cet endroit peut être pratiquée par une main peu exercée et ne nécessite point que la laine soit coupée.

qu'on peut facilement sentir près de la racine de la quatrième dent molaire, en explorant la joue avec le bout de l'index.

J'ai pu, en comprimant cette veine sur la face externe de la mâchoire inférieure, tirer plus d'une livre de sang. Il est presque toujours nécessaire de mettre une épingle pour arrêter cette saignée. On peut encore dans des cas moins pressants saigner à la suphène, à la veine de l'ars, etc., mais on doit préférer la jugulaire et la sous-cutanée faciale à toutes les autres veines.

La dose du sang à tirer pour les grands animaux, comme moyen curatif, est de 500 à 700 grammes, ou un demi-litre et plus. Et comme moyen préservatif, de 250 à 500 grammes, ou un quart de litre à un demi-litre.

Pour les agneaux blancs, de 150 à 200 grammes, un demi-quart de litre environ.

Variant suivant l'âge, la constitution, la force des animaux et leur état pléthorique, la saignée peut être réitérée au besoin.

Les agneaux gris, les jeunes béliers, les moutons de deux ou trois ans, ordinairement fort nourris, et les brebis qui n'ont point fait agneau ou qui ont avorté, seront saignés plus fortement que les brebis nourrices, celles qui ont lutté depuis peu de temps et les moutons gras.

En faisant une saignée aux brebis fort pleines, on prévient l'avortement, qui, comme je l'ai dit, arrive souvent, quand la congestion sanguine a fait invasion dans un troupeau.

Après avoir démontré l'heureux effet de la saignée comme moyen préservatif et curatif de la congestion sanguine du mouton, nous devons dire que ce traitement n'est pas le seul à mettre en usage, et qu'il faut en même temps employer le régime diététique qui seconde parfaitement les émissions sanguines.

Si la maladie de sang est déclarée dans un troupeau, que plusieurs bêtes à laine meurent journellement, les animaux, après avoir été saignés, devront être soumis à une diète rigoureuse, pendant au moins trois ou quatre jours, remis à une demi-diète pendant une quinzaine et enfin ramenés graduellement à une alimentation raisonnable.

Si c'est pendant l'hivernage, dans les premiers jours on ne donnera pour toute nourriture que de la paille bien battue, des racines rafraîchissantes, et un peu de grain cuit, tel que orge ou seigle mélangé avec du son. Pour boisson de l'eau blanchie avec de la farine d'orge ou tout simplement de l'eau pure acidulée avec du vinaigre, de l'acide sulfurique, ou dans laquelle on fera dissoudre du sel de Glauber à la dose de 500 grammes pour 100 litres d'eau.

Ces boissons étanchent la soif ardente des animaux, rendent le sang plus aqueux, font couler les urines plus abondamment et favorisent la transpiration cutanée.

Pendant l'été, on rentrera le troupeau à la bergerie, où on lui donnera seulement une petite ration de paille d'abord, ensuite un peu de fourrages; on le fera pâturer le matin, avec précaution toutefois, une heure environ avant l'évaporation de la rosée, et vers le soir après la chaleur, les herbes tendres et aqueuses qui croissent dans les prairies humides, les regains de prairies permanentes ou de sainfoin, etc.

Les boissons devront être données en abondance suivant l'indication ci-dessus, si on n'a point d'eau coulante à la disposition du troupeau, car en été l'eau claire et pure m'a toujours paru suffisante.

En toute saison les portes et les fenêtres seront ouvertes pour donner accès à l'air, les bergeries bien palées, les animaux bien lités, et si le temps est propice, on leur fera faire une petite promenade en évitant toutefois la fatigue et l'ardeur du soleil.

Je ne m'étendrai point sur un moyen chirurgical qui m'a ordinairement réussi sur les bœufs affectés de la congestion sanguine avec hémorragie sous-cutanée, et qui m'a presque toujours échoué chez le mouton frappé de cette maladie.

Ce moyen, employé concurremment avec la saignée, consiste 1° à inciser largement et sans laisser de cul-de-sac dans la partie déclive, les tumeurs formées par l'épanchement du sang ; 2° à enlever les caillots sanguins et exprimer la sérosité infiltrée dans la trame celluleuse; 3° à bien laver les plaies avec de l'eau salée, les déterger plus tard avec du chlorure de chaux si elles tendent à devenir de mauvaise nature, et les panser au besoin avec du digestif plus ou moins animé (1).

(1) Ces bosses ou dépôts sanguins ont souvent été prises à tort, chez le cheval et le bœuf, pour des tumeurs charbonneuses.

Ici comme chez le mouton, elles se développent sur les animaux fortement constitués et pléthoriques, chez ceux abondamment nourris,

Moyens à prendre pour prévenir la maladie.

Pour éviter les grands ravages que cause chaque année la congestion sanguine du mouton dans nos belles exploitations rurales, le cultivateur devra :

1° Donner en toute saison un régime constant et bien suivi;

2° Pendant l'hivernage, ajouter aux fourrages et aux grains échauffants les racines rafraîchissantes ;

3° Ne passer du sec au vert et du vert au sec que graduellement et jamais sans transition;

4° Tenir compte des qualités nutritives des aliments, qualités qui sont plus ou moins marquées, suivant leur nature, le temps qu'il a fait pendant la végétation et la récolte;

5° Sortir les troupeaux le plus tôt possible, afin de ne pas les laisser trop long-temps en stabulation à la bergerie;

6° Fairemanger par le beau temps, à la fin de mars, pendant les mois d'avril, mai etjuin, les herbes qui croissent dans le prairies, les allées, les avenues, aux bords des bois, dans les jachères. Ces plantes, ainsi que la vesce verte mélangée avec de l'avoine et mangée avant la formation des grains, le ray-grass des Anglais, contiennent beaucoup d'eau de végétation, et conviennent

et ressemblent, par leur caractère anatomique, aux collections sanguines agglomérées ou diffuses déterminées par des contusions violentes ; ces tumeurs sont souvent résorbées par les saignées abondantes et réitérées. (Remarque déjà faite par MM. U. Leblanc et le professeur Gellé.)

parfaitement toutes les fois que les animaux sont soumis à une nourriture succulente, verte ou sèche; elles diminuent les proportions trop grandes des principes organiques du sang, et en augmentent la partie aqueuse;

7° Tondre de bonne heure pour donner à la laine le temps de repousser avant les grandes chaleurs, car si une longue toison charge le mouton et empêche l'air de le rafraîchir, une toison trop courte ne le préserve pas assez des funestes effets produits par les rayons d'un soleil ardent et de la piqûre des insectes qui tourmentent et fatiguent ces animaux;

8° Ne jamais laisser gaspiller les pâturages et ne point faire paître les bêtes à laine dans les chaumes avant le glanage, attendre même qu'il ait plu pour que les grains aient fermenté;

9° Quand il fait chaud, rentrer les troupeaux à la bergerie de 9 à 10 heures du matin, pour ne les faire sortir que vers 4 heures du soir, ou les mettre à l'abri du soleil dans des lieux ombragés, les y faire parquer si l'on veut avec de la litière afin de ne pas perdre d'engrais;

10° Dans tous les temps, avoir le soin d'abreuver les moutons avec une eau bien pure. Pendant les grandes chaleurs de juillet et d'août, on ferait bien même, comme l'indique M. Delafond, de rendre l'eau des baquets tempérante et rafraîchissante en y ajoutant 250 grammes (8 onces) d'acide sulfurique ou quatre litres de bon vinaigre pour 200 litres d'eau. Car alors les moutons sont échauffés par la sécheresse de l'air, l'usage des grains qu'ils glanent, les pâtures succulentes, etc.

Cette boisson, composée pour 130 bêtes environ, est peu coûteuse et peut se confectionner partout ;

11° Pendant les nuits orageuses de l'été, les nuits fraîches de l'automne, les animaux devront être rentrés à la bergerie;

12° Enfin, propriétaires et bergers devront s'habituer à examiner la peau des ouvertures naturelles, les yeux des animaux, pour s'assurer s'ils n'ont pas trop de sang; s'exercer à pratiquer la saignée à la jugulaire et à la sous-cutanée faciale, afin de faire cette opération en cas de nécessité. (Chose facile à faire quand on sacrifie un mouton.)

Parmi les herbes que les moutons trouvent dans les chaumes, M. de Gasparin avait cité l'ivraie, les anodines, les potentilles, les orombanches, comme étant de nature à déterminer la maladie de sang. M. Delafond regarde cette opinion comme trop exclusive, et démontre avec raison que le glanage des graines céréales et légumineuses est plus à craindre que ces plantes.

Quant à nous, l'observation et les faits nous ont prouvé que les plantes qui sont pâturées par les moutons après les moissons, ne peuvent que très-faiblement concourir au développement de cette affection; elles nous paraissent plutôt à redouter comme pouvant prédisposer les bêtes à laine à la cachexie aqueuse, quand elles sont abondantes et qu'il fait humide; car nous avons remarqué que c'était précisément dans les années pluvieuses, lorsque ces plantes sont en grand nombre, que la maladie est plus rare, tandis qu'elle se déclare avec plus de violence et fait plus de victimes quand l'été est sec et les herbes clairsemées. Du reste, il arrive souvent que, dans les chaumes de jarosses, il n'y a que peu ou point de plantes ségétales, et cependant, si on y conduit les troupeaux avant le glanage, la maladie de sang ne tarde pas à se manifester.

Ce qui explique pourquoi les jeunes et vigoureuses bêtes sont toujours les premières victimes de la maladie, c'est que, constamment à la tête du troupeau, elles trouvent plus d'épis et de gousses, en mangent davantage, font plus de sang et plus vite que les autres animaux.

Avant d'aller plus loin, je crois utile de dire un mot sur la culture des racines fourragères, encore si négligée en France; car, aujourd'hui plus que jamais, elle est indispensable à cause de l'alimentation échauffante à laquelle sont soumis nos troupeaux pendant l'hivernage.

Il y a à peine quarante ans, l'agriculture française ne possédait, pour ainsi dire, aucun autre moyen d'hivernage que les aliments secs. Les troupeaux, quoique peu nombreux, dépérissaient pendant l'hiver.

Aujourd'hui un assez bon nombre de cultivateurs éclairés comprennent que quelque bien choisie que soit la nourriture sèche, elle est moins convenable aux moutons que la nourriture verte et moins appropriée à leurs habitudes, qu'elle échauffe, nourrit moins, nuit à l'accroissement et aux qualités de la laine. Aussi la culture des racines alimentaires commence-t-elle à se répandre dans nos grandes exploitations.

Les bons effets du topinambour, de la pomme de terre, de la carotte et de la betterave donnés comme alimentation rafraîchissante aux bêtes à laine et au bœuf, sont donc assez connus pour n'être plus problématiques. Cependant on n'a pas encore su apprécier à sa juste valeur l'heureuse innovation de cultiver en grand les racines et les tubercules; et bien que dans nos contrées le sol soit habilement remué, comme en Angleterre, on ne sait pas varier les cultures avec avantage.

Tout en permettant d'ameublir et de nettoyer parfaitement la terre sans avoir besoin de recourir à la jachère, les racines fournissent une quantité très-considérable d'une nourriture excellente pour les animaux ruminants, qu'on peut ainsi multiplier en bien plus grand nombre dans les fermes; elles assurent une abondance d'engrais qui influe favorablement sur toutes les cultures, contrebalancent les effets funestes des aliments échauffants, préparent l'économie à la nourriture verte, favorisent l'engraissement en relâchant les tissus, augmentent la sécrétion laiteuse, préservent les nourrissons des effets pernicieux d'un lait trop échauffant et diminuent pendant l'hiver, chez le bœuf et la vache, la fréquence des indigestions, des irritations gastro-intestinales.

En agriculture, et en agriculture française surtout, les innovations ont, je le sais, de la difficulté à prendre leur essor. Il suffit ordinairement qu'une chose soit nouvelle pour qu'on la rejette sans examen, sans réflexion. Qu'on se rappelle donc que Parmentier s'est pour jamais immortalisé en propageant la culture de la pomme de terre, et que ce tubercule, si long-temps rejeté, nous est aujourd'hui d'une nécessité indispensable !

Les grands avantages que nos voisins d'outre-mer

retirent des racines fourrageuses, ceux incontestables obtenus par les agriculteurs français qui en font usage, doivent nous encourager à répandre leur culture, et si nous nous rappelons les affreux désastres causés par la grêle sur nos récoltes de 1843 et que nous réfléchissons aux sommes immenses qu'il nous faut donner chaque année à l'étranger pour acheter des animaux de boucherie, nous n'hésiterons plus à cultiver des plantes qui, par la faculté qu'elles ont de se former et de végéter sous terre, peuvent nous mettre à l'abri de toute disette, et nous affranchir d'un joug que nous pouvons supporter sans honte, dans notre beau pays, si fertile et si propre à l'élève du bétail.

Tous les animaux domestiques ruminants, essentiellement herbivores, n'ont-ils pas, du reste, un appareil masticateur et digestif plus disposé à mâcher et digérer des racines tendres et aqueuses que des grains? Or, donner, exclusivement à tout autre aliment, des fourrages et des grains secs, n'est-ce pas les éloigner de leur état naturel? L'avidité qu'a le mouton pour les racines rafraîchissantes, quand surtout il est échauffé par une alimentation sèche et trop excitante, nous indique mieux encore que tous les raisonnements leur utilité. Les cultures sarclées, dit le professeur Magne, sont de la plus haute importance pour l'économie rurale et pour l'hygiène vétérinaire ; elles seules peuvent fournir pour l'hiver une nourriture fraîche, sans laquelle il n'est pas possible d'entretenir avec bénéfice les bestiaux nécessaires à une exploitation rurale.

La betterave, dont les qualités nutritives ne sont mises en doute par personne, est, suivant moi, la racine qui convient le mieux aux ruminants comme nourriture rafraîchissante, et qui doit être de préférence cultivée, en raison de ce qu'elle pousse presque dans tous les sols et résiste plus facilement aux influences de la sécheresse.

Mais il est une foule d'obstacles que nous ont objectés les cultivateurs chaque fois que nous leur avons conseillé la culture en grand de cette précieuse racine.

Pour réfuter ces prétendues difficultés, nous allons mettre en opposition les demandes que nous avons adressées à ce sujet à M. Berthoux, cultivateur et fabricant de sucre à Fère, et les réponses que nous en avons obtenues. Des raisonnements et des faits puisés à si bonne source contribueront puissamment, je l'espère, à propager la culture de la betterave parmi nous.

Demandes.

1° Quels sont les principaux terrains où la betterave se cultive avec le plus d'avantage?

2° Cette racine peut-elle entrer facilement dans l'assolement triennal et dans l'assolement quadriennal? quelle est la place qu'elle doit occuper de préférence dans la rotation?

3° Les récoltes céréales et légumineuses qui lui succèdent sont-elles vigoureuses ou chétives?

4° La culture de cette racine offre-t-elle des difficultés qui sont au-dessus de la portée des petits cultivateurs?

5° Est-il bien difficile de faire exécuter les binages en temps opportun? trouve-t-on toujours assez de bras pour pratiquer cette opération? ne pourrait-on pas employer les enfants et les femmes? ne peut-on pas aussi, comme je l'ai vu faire en Champagne, pratiquer les rebinages avec la houe à cheval?

6° L'achat d'un semoir est-il indispensable ?

7° Quelles sont les espèces de betteraves qu'on doit préférablement cultiver pour la nourriture des bestiaux? Pourquoi telle espèce doit-elle être préférée à telle autre ? Quels sont les avantages et les inconvénients qui se rattachent à chacune d'elles ?

8° Combien un hectare peut-il fournir de betteraves en moyenne, et quelles sont les dépenses d'argent qu'il nécessite ?

9° Cette plante exige-t-elle une grande fumure ? épuise-t-elle fortement le sol, et sa culture est-elle aussi préjudiciable que le pensent généralement les cultivateurs ?

10° Est-il facile, quand on n'a pas à sa disposition de locaux convenables pour emmagasiner ces racines, de les conserver soit en silos, soit en tas, comme le font les sucriers des environs de Saint-Quentin ?

Enfin les avantages que présente la culture de la betterave ne contrebalancent-ils pas les inconvénients qu'on lui impute, eu égard aux dépenses d'argent et de temps?

Réponses.

« 1° Les terres profondes et d'une culture facile
» sont pour la betterave, comme pour toutes les plantes
» légumineuses , celles sur lesquelles les récoltes sont
» généralement le plus abondantes. Mais il n'existe
» peut-être aucune racine pivotante qui puisse être com-

« parée à la betterave pour s'accommoder de presque » toute espèce de terre. Le sol de Fère-en-Tardenois, » par exemple, est un composé d'une variété pres- » qu'indéfinie : le sable, le limon, la grève, et enfin les » terrains mélangés dans des proportions très-variées de « pierres siliceuses ou calcaires; comme toutes ces va- » riétés se rencontrent dans notre exploitation, nous » pouvons affirmer avoir fait de bonnes et de médio- » cres récoltes dans toutes les espèces de terre, pourvu » qu'elles aient été convenablement fumées, labourées » profondément et rebinées en temps opportun; nous » avons néanmoins remarqué que si les sols peu pro- » fonds, n'ayant que quatre à cinq pouces de terre vé- » gétale, nous donnaient également d'abondantes récol- » tes, les racines étaient d'une moins bonne qualité : la » betterave, sortant de terre au lieu de pivoter, devient » plus aqueuse et se conserve moins bien.

» 2° L'assolement triennal convient beaucoup à la » betterave, là elle remplirait parfaitement le but de la » jachère, si elle pouvait toujours être récoltée assez tôt » pour être remplacée par du blé de couvraine. Mais il » est généralement plus convenable de commencer par » *blé fumé*, *betterave* et *avoine* ou *orge*.

» 3° Les nombreux binages débarrassant la terre de » plantes parasites, la rendent propre à recevoir toute » espèce de céréales, et le terrain se trouvant remué pro- » fondément par les labours et même par la récolte, se » prête surtout admirablement au succès des luzernes.

» 4° La culture des plantes pivotantes ne présente en » général aucune difficulté pour la petite culture, et l'on

» peut en trouver la preuve dans le désir qu'avaient tous » les petits cultivateurs et même les jardiniers de cultiver » la betterave pour notre compte.

» 5° Les binages ont lieu depuis le commencement » de mai jusqu'à la fin de juillet, précisément à l'épo- » que de l'été où la culture réclame le moins de bras, et » il y a même souvent un avantage incontestable à avoir » des femmes et des enfants employés au sarclage dans » cette saison, parce que le cultivateur se trouve avoir à « sa disposition un plus grand nombre de personnes, » lorsque l'emploi en devient immédiatement nécessaire » pour la manipulation des foins.

» 6° L'achat d'un semoir n'est indispensable que pour » les cultivateurs qui se livreraient en grand à la culture » de la betterave, ou qui voudraient l'utiliser pour semer « les graminées; mais pour ceux qui se contenteraient » de quatre ou cinq hectares en betteraves, ils peuvent » fort bien le faire à l'aide d'une herse dont on ne laisse » que quatre dents espacées d'environ 15 à 18 pouces. » Des femmes ou des enfants suivent les quatre petits » sillons tracés par les dents de la herse, en laissant tom- » ber de la graine aussi également que possible, dans » la proportion de 70 grammes pour 1 are superficiel » ou 7 kilogrammes par hectare. La graine doit être re- » couverte par un roulage en travers ou en biais.

» 7° La betterave de Silésie (*betta-alba*) doit être » préférée à toutes les autres variétés, soit pour la fabri- » cation du sucre, soit pour la nourriture des animaux ; » elle est la plus rustique, et comme elle pivote beaucoup, » elle entre plus profondément dans le sol et par ce moyen

» elle craint moins la sécheresse. Beaucoup de cultiva» teurs, je le sais, préfèrent la betterave champêtre dite » *disette* : c'est une erreur : pivotant moins, elle sort » davantage de la terre, devient grosse il est vrai, mais » aqueuse, souvent creuse, elle contient beaucoup plus » d'eau et moins de sucre; partant elle est moins nutri» tive et est d'une conservation plus difficile (1).

» 8° Un hectare en betteraves doit donner en moyenne » 30,000 kilogrammes et coûter tout au plus 360 fr., » qui doivent se décomposer de la manière suivante :

» Demi-fumure à 250 fr. l'hectare fait	125 fr.
» Deux labours et hersages,	50
» Semences et semage,	17
» Binages, 3 et 4 au besoin,	50
» Récolte,	18
» Mise en silos et charrois,	30
» Location moyenne de la terre,	70
» Total,	360 fr.

» ou 12 francs les 1,000 kilogrammes.

» 9° La fumure ne peut être estimée au plus que pour » moitié et à ces conditions; une expérience de quinze » années nous a prouvé sans réplique que l'avantage » reste en faveur des récoltes qui suivent ou précèdent » la betterave, car il n'existe que peu ou point de plantes » moins épuisantes. Nous avons cultivé la variété de Si-

(1) Des cultivateurs éclairés qui font usage de la betterave depuis long-temps, m'ont assuré que la disette laissait moins d'eau de végétation sous le coupe-racines et ne coûtait pas autant à nettoyer. (C'est aux consommateurs à en juger.)

« lésie pendant douze ans dans les mêmes pièces, sans » en altérer la terre, et le premier blé qui a succédé à » cet effort de culture a été parfaitement bon et les prai- » ries artificielles magnifiques.

» 10° Le meilleur moyen de conservation pour les » betteraves est sans aucun doute de les mettre en silos. » Les dimensions des silos ne doivent pas dépasser cinq » mètres de long sur un mètre de largeur et de profon- » deur. Le mètre cube pesant 600 kilog., un silo de 5 » mètres fait régulièrement, doit contenir 300 kilog. » Cette quantité agglomérée ne doit pas être dépassée » dans l'intérêt de la bonne conservation. Si le terrain » était peu profond, s'il reposait sur une couche de » pierres ou d'eau, il faudrait faire des silos moins pro- » fonds. Au besoin on peut encore, comme cela se pra- » tique dans plusieurs localités, se contenter de ranger » les betteraves en tas de forme cônique, en ayant soin » de placer autant que possible les queues des racines » en dedans; il faut alors les recouvrir d'une couche de » terre d'environ 50 centimètres prise autour du tas.

» La betterave, donnée avec discernement est sans con- » tredit une nourriture précieuse pour la santé des bêtes » bovines et ovines; les inconvénients de sa culture n'ont » réellement rien de sérieux et sont plutôt imaginaires » que réels. »

La ration ordinaire de betterave doit être de un kilogramme par grosse bête à laine et par jour. Or, d'après le calcul exposé ci-dessus, chaque bête dépensera un peu plus d'un centime par jour, 36 centimes par mois, ce qui fera pour un troupeau composé de 500 bêtes 6 fr.

par jour, 180 francs par mois, soit 720 francs pour les quatre mois d'hivernage.

Si maintenant, à l'exemple de M. Delafond, nous défalquons les deux récoltes épuisantes après la betterave, les aliments que remplace cette racine, le bon fumier qu'elle donne en rendant les excréments plus mous et les urines plus abondantes, nous serons autorisé à conclure avec ce même auteur, que c'est une grande faute pour ceux qui élèvent des bêtes à laine de ne point en avoir une quantité suffisante pour aider à passer l'hiver.

Je sais bien que dans les terres naturellement froides et humides, où les plantes aqueuses contiennent peu de principes nutritifs sous un fort volume, la betterave n'est pas aussi indispensable ; mais puisqu'aujourd'hui on donne, là comme partout, des grains échauffants aux moutons, on peut encore employer les racines avantageusement en en usant avec modération.

Dans ces localités, la carotte, qui contient un principe excitant et qui est moins aqueuse, devra autant que possible être donnée alternativement avec la betterave, le topinambour ou la pomme de terre.

Toutes les racines et les tubercules donnés crus doivent être préalablement nettoyés et coupés, afin qu'ils ne s'arrêtent point dans les premières voies des organes digestifs et soient d'une digestion plus facile. Par la cuisson on les rend plus salubres et on augmente leur valeur nutritive.

Pour terminer, je vais citer quelques observations qui viendront confirmer la description que j'ai donnée sur les véritables causes de la congestion sanguine du mouton, et prouveront les bons effets obtenus par le traitement prophylactique pour arrêter les ravages de la maladie; et afin de démontrer qu'elle n'est point nouvelle, qu'elle a déjà sévi sur les troupeaux de nos localités à des époques plus ou moins éloignées, je rapporterai quelques faits authentiques pris au hasard parmi ceux ignorés ou oubliés.

Premier fait.—M. Véroudart, de la ferme de Camp, vit chez son père, cultivateur à Fabvière, il y a 35 ans environ, la maladie de sang se déclarer sur le troupeau. Les moutons, après avoir mangé sur place des vesces et des gesses dites jarosses, d'abord vertes, puis au moment de la maturité, avaient pris un embonpoint remarquable. Le berger, fier de son troupeau, cacha pendant plusieurs jours la maladie en enfouissant les premiers cadavres; mais effrayé par de nouvelles victimes, il en avertit enfin son maître. Celui-ci, à défaut de vétérinaire, consulta M. Eveloy père, maréchal à Fresne, qui alors s'occupait, en praticien, de médecine vétérinaire. Homme d'un bon jugement, M. Eveloy ne tarda pas à reconnaître que le mal avait été causé par une nourriture surabondante et trop succulente. On saigna les moutons à l'angulaire, on les soumit à la diète rafraîchissante, et la maladie cessa comme par enchantement.

Deuxième fait.—M. Grazalœil aîné, de Party, commune de Coulonges, possédait, il y a dix-neuf ou vingt ans, une pièce de jarosses de 22 hectares. L'été avait été très-sec. Les jarosses étaient courtes, grenues et cependant versées sur le sol. Les moissonneurs, à cause de la difficulté du fauchage, laissèrent près de moitié de la récolte sur le champ.

M. Grazalœil ne voulant point abandonner aux glaneurs ce qui restait dans sa terre, ordonna à son berger d'y conduire le troupeau, qui alors était dans une espèce d'obésité cachectique pour avoir mangé plus qu'à satiété des vesces de couvraine fauchées par la rosée.

Le berger eut la prudence de ne faire manger ses moutons que par petits cantons ; mais, malgré cette précaution, l'embonpoint et la vigueur augmentèrent rapidement. (Il avait fait si sec cet été-là, dit le berger, que je ne trouvais point d'herbes pour rafraîchir mes moutons, que je savais échauffés par des jarosses pleines de feu.) Le troupeau devint admirable ; mais le onzième jour il mourut déjà quelques-uns des plus beaux animaux ; le douzième il en mourut davantage, et bientôt la maladie de sang avec hémorragie extérieure se déclara avec une telle violence, que M. Grazalœil perdit en peu de jours la majeure partie de son troupeau. Ce qui restait de bêtes à laine fut conduit à Paris pour être livré à la boucherie, et dans la route il en mourut encore. 500 moutons environ succombèrent.

Dans le même temps, M. Grazalœil, frère et voisin de ce dernier cultivateur, perdit une douzaine de moutons du sang pour les avoir fait conduire aussi sur les chaumes de jarosses. Profitant de la terrible leçon, il se hâta de vendre ses plus beaux animaux et cessa de conduire le reste du troupeau dans le lieu fatal. La maladie ne fit plus chez lui que bien peu de ravages, la cause du mal ayant cessé.

Depuis cette époque, dans l'une comme dans l'autre ferme, la congestion sanguine ne se déclara plus à l'état enzootique.

Troisième fait. — TROUPEAU DE M. BAUDIER, CULTIVATEUR A LA FERME DE NEUVILLE-STE-GEMME. 1828.

Pendant l'automne et au commencement de l'hiver, les animaux étaient dans un état moyen d'embonpoint.

La récolte de 1827 ayant été abondante et les aliments de bonne qualité, M. Baudier donna, aussitôt la Saint-Martin, à son troupeau, qui fit de rapides progrès, du trèfle et des jarosses à discrétion. Vers le commencement de mars, la maladie de sang se déclara avec violence. En deux jours, neuf des meilleurs moutons succombèrent. Voyant les victimes se multiplier, et sachant que son troupeau avait été soumis à un régime échauffant, qu'il avait fait beaucoup de sang, M. Baudier eut la bonne idée de cesser cette nourriture. Il fit saigner ses bêtes à laine, ne leur donna plus que de la paille d'avoine et leur fit pâturer quelques herbes tendres en les promenant. Trois sont morts chez lui après la saignée ; mais dans la crainte de nouvelles pertes, M. Baudier vendit son troupeau ; les acquéreurs perdirent encore plusieurs moutons ; on n'en connaît pas le nombre.

Les brebis nourrices auxquelles on donna de la lentille, outre les vesces et les jarosses qu'on leur prodiguait, ont été exemptes de la maladie par le régime rafraîchissant, sans l'emploi de la saignée. Cela s'explique par la sécrétion laiteuse, véritable spoliation lente et naturelle qui diminue la masse du sang.

M. Baudier fumait peu ses terres et ne les avait jamais ni plâtrées ni cendrées.

Quatrième fait. — En 1837, M. Piot, cultivateur dans la ferme occupée autrefois par M. Baudier, vit la maladie se déclarer sur son troupeau. Pendant l'allaitement, les brebis mères avaient fort maigri. Aussitôt le sevrage, elles furent mises au vert avec le troupeau, dans du seigle d'abord, puis dans du trèfle jaune et de la luzerne de première coupe ; c'est peu de temps après avoir été soumises à cette alimentation généreuse que ces brebis reprirent un embonpoint remarquable et que la maladie se manifesta. Quinze des plus belles succombèrent en peu de jours. La saignée et la diète firent cesser le mal.

Depuis 1828, M. Piot n'a vu la maladie se déclarer à l'état enzootique que cette seule fois, et cependant il fume ses terres bien plus que son prédécesseur; il plâtre et emploie des cendres pyriteuses. Son troupeau, bien nourri, mais avec régularité, est toujours en bon état.

Cinquième fait. — M. Minelle, cultivateur à Villardelle, commune de Courmont, acheta, il y a 18 ans, à un cultivateur de Marigny-en-Orxois, près Château-Thierry, des bêtes à laine, qui, quoique dans un état parfait d'embonpoint, avaient été (suivant les renseignements) nourries, depuis le commencement de l'hivernage jusqu'aux moissons, avec une grande parcimonie. Aussitôt la récolte des blés, on avait fait pâturer ces animaux dans des chaumes remplis d'épis et où il y avait de fort bonnes herbes. Vers le 15 octobre, le propriétaire, qui commençait à perdre de son troupeau, se hâta de le faire vendre en foire. M. Minelle acheta toutes les brebis. En route, il en perdit deux, et en moins de trois jours quinze succombèrent de la maladie de sang. Désolé d'une telle perte, M. Minelle consulta un marchand de moutons et un vétérinaire, qui lui conseillèrent la saignée et le régime diététique. Quelques jours après, la mortalité avait cessé (1).

M. Minelle habite la ferme de Villardelle depuis plus de 30 ans. La maladie de sang qu'il a vue quelquefois régner avec intensité chez ses voisins, jamais ne se déclara chez lui à l'état enzootique, quoique son troupeau fasse usage de grains échauffants une partie de l'hiver et soit toujours remarquable par la taille et l'embonpoint des moutons qui le composent.

La terre qu'exploite M. Minelle est naturellement froide et humide ; aussi dans le commencement de son établissement perdait-il, dans les années pluvieuses, une grande partie de ses bêtes à laine de la cachexie aqueuse. Alors, comme ses prédécesseurs, il faisait peu de prairies artificielles et nourrissait faiblement ses moutons. Aujourd'hui, et depuis vingt ans qu'il cultive en grand les prairies temporaires, les bizailles et les jarosses, il suit un tout autre régime et n'a plus à déplorer de pertes notables, ni de la cachexie, ni de la maladie de sang. Voyons un peu comment cet habile cultivateur dirige et conduit son troupeau.

Les bêtes à laine, logées par âge et par force, quittent

(1) Plusieurs médailles décernées à M. Minelle attestent la véracité de ce que j'avance.

le parc de bonne heure, aussitôt que les nuits deviennent froides et humides.

Autant que possible, quand l'automne est pluvieux, on leur donne le matin avant de partir et le soir à la rentrée des champs, de la paille et une ration de luzerne sèche qu'on augmente progressivement, en outre on donne de l'avoine aux agneaux gris et aux animaux faibles.

Pendant l'hivernage, les moutons ne sortent de la bergerie que pour boire; ils ont de la paille en quantité convenable, et on leur distribue 1 kil. 200 grammes par bête et par jour de foin et de luzerne d'abord, puis vers la fin de février on supprime la luzerne qu'on remplace par des vesces ou des jarosses et du foin de prairies humides. Quand arrive le printemps et que les moutons refusent de manger le foin, on leur rend la luzerne qu'ils appétent mieux, et on continue les gesses et les jarosses.

Le moment du vert arrivé, on diminue les rations sèches du quart d'abord, de moitié ensuite, mais les plantes légumineuses sont autant que possible données jusqu'au vert.

Le régime d'été auquel on n'arrive que graduellement consiste en : minette dorée, luzerne, trèfle rouge, etc., donnés avec discernement.

Pendant l'ardeur du soleil, par les temps d'orage et de pluie, on rentre le troupeau à la bergerie; là, une affourrée de luzerne sèche et de paille lui est distribuée.

Cette année, pour la première fois, M. Minelle donna à ses brebis nourrices des carottes et quelques betteraves. N'ayant eu qu'à se louer de leur usage, dorénavant il se propose de cultiver ces racines en grand, pour en donner à son troupeau et à ses bêtes à cornes.

Je ferai remarquer qu'ici, comme dans toutes les terres un peu humides, on peut sans grand danger employer avec avantage les fourrages fournis par les légumineuses ; dans les fermes où la terre est sèche, les plantes fines et grenues; il est nécessaire de modérer cette alimentation qui alors est plus généreuse.

Sixième fait. — TROUPEAU DE M. TARTARIN, CULTIVATEUR A LA FERME DITE GRAND'MAISON, COMMUNE DE SERGY.

C'est à la fin de juillet 1840, douze jours environ avant ma première visite, que la maladie se déclara chez M. Tartarin avec une telle intensité, qu'elle fit en peu de temps plus de cent victimes; 4, 8, 10, 15 moutons mouraient par jour, malgré la saignée que pratiquait le berger à la veine angulaire. Je fus mandé et fis saigner immédiatement à la jugulaire. Voyant la violence du mal, je déclarai à M. Tartarin que la mortalité ne cesserait pas tout-à-coup. En effet, pendant qu'en toute hâte nous pratiquions cette opération, quelques animaux moururent, et du jour au lendemain, 22 avaient succombé. La maladie ne tarda cependant pas à diminuer et cessa bientôt par l'emploi du régime délayant qui succéda à la saignée,

Le troupeau était composé de 400 gros moutons et de cent agneaux blancs. Les plus beaux agneaux gris furent ceux que la maladie attaqua de préférence; quelques agneaux blancs en furent pourtant victimes. Peu de brebis mères sont mortes, et parmi celles-ci ce sont celles qui ayant cessé de nourrir, avaient repris beaucoup d'embonpoint.

Pendant l'hiver, les animaux avaient été soumis à une assez pauvre alimentation. Au parc ils mangèrent à satiété du seigle vert d'abord, puis du trèfle jaune, des vesces, du trèfle rouge, et malgré l'apparition de la maladie, on les conduisit dans les chaumes de blé où il y avait beaucoup d'épis à cause de la sécheresse. Ici la congestion apoplectique se manifestait plus particulièrement dans les organes intérieurs.

Je crois qu'il est bon de dire qu'ayant conseillé de faire manger au troupeau des herbes tendres et aqueuses, M. Tartarin tomba dans l'excès. Découragé sans doute par la perte de ses moutons et la mort de son berger dont nous avons fait mention plus haut, il avait abandonné son troupeau à un enfant qui le mena trop long-temps dans des prairies humides où les jeunes animaux contractèrent la cachexie aqueuse.

Sixième fait. — Vers la fin de juillet 1840, la maladie de sang se déclara pour la première fois à l'état enzootique, dans la ferme de Mareuil-en-Dôle, exploitée par M. Astier père depuis 35 ans.

Le troupeau, ordinairement bien entretenu par un régime constant et suivi, fut conduit, après avoir mangé des luzernes de première coupe, dans des avoines qui commençaient à mûrir. Sur 450 bêtes et 100 agneaux blancs dont se composait le troupeau, il mourut 7 des plus beaux animaux dans la même journée. Je fus appelé immédiatement, et M. Hugues, mon prédécesseur, m'accompagna. Par deux autopsies, les signes commémoratifs, l'examen de l'œil et de la peau des ouvertures naturelles, nous reconnûmes bientôt la nature du mal.

C'était, comme chez M. Tartarin, la congestion apoplectique intérieure ou ce qu'on appelle le sang de rate.

Secondés par les fils de M. Astier, nous saignâmes à la jugulaire, on cessa la nourriture échauffante, on fit seulement pâturer des herbes tendres, et le mal fut arrêté.

Huitième fait. — Le 12 août 1840, la congestion sanguine intérieure menaçait de faire des ravages effrayants sur le troupeau de M. Valerand, cultivateur à Foufry. 9 ou 10 des plus beaux moutons succombèrent dans la même journée. Appelé sur-le-champ, aussitôt mon arrivée je me mis à l'œuvre, on rentra le troupeau à la bergerie, et quoiqu'il fût tard, aidé par M. Valerand et 4 ou 5 autres personnes, nous saignâmes en toute hâte à la veine jugulaire, en commençant d'abord par les animaux les plus forts.

De deux moutons vigoureux et robustes que nous pensions perdus, un fut sauvé par la saignée et l'autre mourut dans la nuit. Le lendemain, au petit jour, on se mit de nouveau à la besogne; le fléau dévastateur s'arrêta, mais on soumit le troupeau à une diète très-sévère. Pour toute nourriture, on ne donna que des herbes tendres, qu'on faisait pâturer avant l'évaporation de la rosée.

Le troupeau, mené depuis le commencement du vert dans des pâturages succulents, mangeait depuis plusieurs jours sur les chaumes de blé, des épis qui étaient abondants à cause de la sécheresse.

Neuvième fait. — TROUPEAU DE M. MÉROT JULIEN, CULTIVATEUR A OULCHY-LE-CHATEAU. 600 BÊTES ET 180 AGNEAUX BLANCS.

Pendant l'été, les animaux furent conduits dans de gras pâturages où ils mangeaient à se crever le ventre, suivant l'expression de M. Mérot. Et pendant l'hivernage, voici le régime auquel ils furent soumis : Paille, avoine en gerbes, luzerne de deuxième coupe, jarosses, bisailles de mars et vesces fauchées avant la maturité des grains. Tous ces aliments, donnés à la volonté du berger qui ne les épargnait point, ayant végété pendant l'été sec de 1840, jouissaient d'une grande faculté nutritive dont on ne tint pas compte. Outre cette nourriture déjà trop échauffante, on donnait encore aux brebis nourrices et aux agneaux blancs une provende composée d'orge, d'avoine et de son.

C'est vers le 11 novembre que la maladie se déclara. Une vingtaine de moutons succombèrent ou furent sacrifiés dans l'espace de deux mois environ. M. Mérot, voyant alors la maladie sévir avec plus d'intensité, crut, à cause des tumeurs noires qui se manifestaient au dehors, que son troupeau allait être ravagé par une fièvre charbonneuse.

Je fus appelé; jeune, et ignorant encore que l'hémorragie pouvait se déclarer avec violence dans le tissu cellulaire sous-cutané, et former des collections sanguines très-considérables, j'eus, il faut bien l'avouer, quelques doutes sur la nature du mal. L'aspect livide du cadavre d'un mouton mort depuis la veille, et les nombreux désordres anatomiques que je remarquai à son autopsie, paraissaient être de nature à fortifier ce doute ; mais en m'informant du régime auquel avaient été soumis les animaux, et faisant moi-même la visite des bergeries que je trouvai vastes et assez bien aérées; sachant que les moutons avaient toujours été abreuvés avec une eau claire ; observant l'embonpoint, la rougeur de la peau et l'injection des muqueuses apparentes; voyant que les brebis nourrices jusqu'alors avaient été épargnées; enfin, ayant fait sacrifier un animal qui déjà présentait les signes d'une hémorragie sous-cutanée, je reconnus mon erreur. Le sang de la victime se coagula presqu'aussitôt après l'effusion. Les organes vasculaires des grandes cavités splanchniques étaient sains, les chairs belles et fermes, excepté celles de l'endroit malade. Tous mes doutes furent levés après cet examen, et je diagnostiquai fermement une congestion sanguine apoplectique avec hémorragie extérieure.

Pour prouver à M. Mérot la non-contagion de la maladie, j'inoculai le sang épanché dans la trame celluleuse d'un mouton malade à un mouton sain, et cela sans résultat.

Traitement.—Aussitôt je fis cesser le régime échauffant, diminuer de beaucoup les aliments, donner des provendes composées d'orge moulue, de pommes de terre crues, et pour boisson de l'eau blanchie avec de la farine d'orge. On saigna les animaux à la jugulaire, la diète fut continuée 7 à 8 jours, et la mortalité cessa.

Mais le berger voyant son troupeau maigrir et voulant comme auparavant lui donner une belle apparence, le remit tout-à-coup, malgré ma défense et à l'insu du propriétaire, au régime échauffant. La maladie reparut bientôt comme de plus belle. M. Mérot, croyant cette fois que j'avais méconnu la nature du mal, consulta M. Dubuisson, de Château-Thierry, qui vint confirmer mon diagnostic et approuver mon traitement.

Je fus de nouveau mandé, et m'apercevant que les animaux avaient encore l'œil vif, les agneaux gris principalement, je fis réitérer la saignée et prescrivis le régime diététique. La maladie cessa. Plus tard elle reparut encore. Le berger entêté ne voulant pas reconnaître la cause du mal dans l'alimentation, avait rendu les aliments échauffants avec profusion.

M. Mérot perdit 30 agneaux gris, 12 antenois, 5 ou 6 agneaux blancs et 6 moutons de 3 à 4 ans. Les brebis nourrices non saignées, mais soumises au régime rafraîchissant, ne furent point attaquées de la maladie.

Ce fait, je le demande, n'est-il pas une preuve bien frappante de l'étroite solidarité qui existe entre la cause et l'effet de la maladie ?

Dixième fait. — CHEZ M. HUAT FILS, CULTIVATEUR A VÉZILLY. TROUPEAU DE 5 A 600 BÊTES.

Les animaux, nourris à la fin du parcage avec une pauvre alimentation, avaient été soumis tout-à-coup à leur rentrée à la bergerie à une forte ration d'aliments très-échauffants; de l'avoine en gerbes, des jarosses principalement leur étaient données sans discernement. La maladie menaçait de se déclarer avec une grande intensité, 7 des plus beaux moutons succombèrent en moins de 24 heures. Je fus mandé aussitôt après l'apparition du mal. La température étant froide et n'ayant pas à ma disposition d'autres cadavres que ceux enfouis, pour étudier la maladie j'en fis déterrer trois qui me présentèrent, comme chez M. Mérot, les lésions morbides de la contagion sanguine apoplectique intérieure et sous-cutanée. Sur-le-champ j'ordonnai la saignée à la jugulaire, le régime diététique, les boissons rafraîchissantes, la promenade dans une prairie où les animaux mangeaient quelques herbes tendres, et la maladie cessa pour ne plus reparaître.

Onzième fait. — Nouvellement tondus, les moutons de M. Laiguillette, cultivateur à Violaine-sur-Maast, furent attaqués du sang vers la fin de juin 1841.

Pendant l'hivernage, les animaux furent exclusivement nourris avec de la luzerne, du foin et de la paille. En entrant au parc, ils furent mis dans du seigle vert d'abord, puis dans les luzernes lupulines, enfin pendant une vingtaine de jours, ils mangèrent à satiété du trèfle rouge mélangé avec du blé en épis, repoussé de l'année précédente.

Avec un tel régime et pendant d'assez fortes chaleurs, les moutons restaient quelquefois au parc 12 ou 15 jours sans boire, à cause de l'éloignement des ruisseaux.

Dès l'apparition de la maladie, M. Laiguillette fit rentrer son troupeau à la bergerie, et reconnaissant lui-même que la nourriture seule avait causé tout le mal, il soumit ses animaux à un régime débilitant et les fit saigner par plusieurs bergers, à la veine de l'ars et à l'angulaire.

Plus de 40 moutons succombèrent, et là comme partout, les plus beaux furent les premiers victimes de la maladie.

D'après les signes commémoratifs que m'a donnés M. Laiguillette, la congestion apoplectique envahissait principalement les organes vasculaires de l'abdomen et de la poitrine.

Douzième fait. — Je fus appelé, le 9 juillet 1841, par M. Tartarin Théodore, cultivateur à Sergy, pour donner mes soins à son troupeau composé de 130 bêtes et 40 agneaux blancs. Quatre des meilleurs moutons et 2 beaux agneaux de lait venaient de mourir, en peu d'heures, de la maladie de sang.

Je fis saigner les animaux à la jugulaire, on cessa la nourriture verte trop succulente à cause de l'approche de la maturité, pour ne plus faire pâturer les moutons que dans des vesces de mars très-aqueuses et de la jeune luzerne clairsemée, le matin aussitôt après la rosée et le soir avant le soleil couché. Dès-lors, un seul mouton succomba. Les vieux animaux et les brebis mères furent exempts de la maladie sans qu'on ait eu recours à la saignée.

Treizième fait. — M. Pelvé, cultivateur à Rocourt, ayant peu récolté de fourrages en 1841, donna à son troupeau, pendant l'hivernage, pour le maintenir en bon état, du seigle en gerbes non battu le matin, et pour les autres repas une petite ration de luzerne de seconde coupe, un peu de foin, de la paille de blé et une provende par jour, composée de son, de menue-paille, d'un peu d'avoine et de pommes de terre cuites au four (1).

La nourriture verte arrivée, on donna du seigle à satiété ; tous les animaux avaient de l'embonpoint et six d'entre eux étaient déjà morts avant mon arrivée.

Je fis saigner à la jugulaire, diminuer la nourriture, on lâcha les bêtes pour leur faire manger des herbes tendres pendant la rosée, et 3 ou 4 seulement moururent après ce traitement. Les agneaux blancs ont été épargnés.

Quatorzième fait. — Ici je vais rapporter textuellement une note que M. Pille, cultivateur à Treugny, a bien voulu me transmettre :

« Monsieur Charlier,

» Je vous envoie les détails que vous m'avez de-
» mandés, relativement à la maladie qui a sévi sur mon
» troupeau. Au mois d'août 1842, n'ayant plus, à cause
» de la sécheresse, de prairies artificielles à faire man-
» ger à mes moutons, je fus obligé de les nourrir sur
» place pendant un mois, avec de la gesse mûre. Mes
» bêtes à laine devinrent très-grasses et surtout très-
» vigoureuses. Le 28 septembre suivant, la maladie se
» déclara. Le premier mouton qui fut attaqué boitait
» d'un membre antérieur. Je crus qu'il s'était pris entre

(1) Les pommes de terre données crues sont rafraichissantes ; cuites à la vapeur, elles engraissent et rafraîchissent moins ; cuites au four, leur eau de végétation étant évaporée, elles deviennent très-nutritives et échauffantes.

» deux claies. On le remit à la bergerie, et deux heures
» après, il était mort.

» La maladie ne fit pas trop de ravages jusqu'au 1er
» décembre, alors elle fit beaucoup de victimes. Je re-
» tranchai tout le foin. Je fis boire mes moutons à la
» bergerie, et dans l'eau je faisais fondre 12 kilogr.
» de sel par jour pour 500 bêtes; je fis saigner à la tête
» deux fois en quinze jours. Jusqu'à la mi-janvier, je
» ne donnai plus que de la paille et des glands une fois
» par jour. A cette époque, je vous demandai; vous
» m'ordonnâtes de saigner mes moutons à la jugulaire,
» de cesser les glands et l'eau salée, de nourrir avec du
» seigle cuit mêlé de son, de la paille, et de conduire
» mon troupeau dans la prairie pour le promener et lui
» faire manger quelques herbes tendres; alors la ma-
» ladie cessa, et je ne perdis plus que deux moutons,
» qui présentèrent les symptômes du mal.

» La maladie attaqua de préférence les agneaux gris,
» et particulièrement les mâles.

» Le nombre que je perdis est de 67 sur 550.

» Le sol de mon exploitation est pierreux et léger, la
» grève et le sable y dominent.

» J'ai l'honneur d'être,

» Monsieur,

» Votre tout dévoué serviteur,

» Pille-Ferté. »

M. Pille père, homme observateur et cultivateur distingué, qui fut pendant plus de cinquante ans dans la ferme exploitée par son fils, m'a assuré n'y avoir jamais vu la maladie de sang à l'état enzootique.

Quinzième fait. — Le 14 janvier 1843 , je fus appelé par M. Tartarin, cultivateur à la ferme de Beuvardelle, commune de Beuvardès. Sur 400 bêtes dont se composait le troupeau, sans compter les agneaux blancs, plus de 50 des plus beaux agneaux gris avaient déjà été victimes du terrible fléau.

Je vais rappeler succinctement le régime suivi pendant le parcage et l'hivernage.

Au parc, les moutons mangèrent du seigle, du trèfle jaune , de la luzerne de première et deuxième coupe ; plus tard , ils allaient paître dans les chaumes , où ils trouvaient très-peu de chose à manger : l'été ayant été fort sec, rien n'avait poussé.

Les animaux étaient dans un état moyen d'embonpoint. Aussitôt la rentrée à la bergerie, voici quelle fut leur nourriture : Foin de pré première qualité, luzerne, vesces de mars et paille. Outre cette alimentation, commune à tout le troupeau , on donnait aux gros moutons de 3 à 4 ans, qu'on engraissait, des jarosses ; aux brebis nourrices, une provende composée de son, avoine et menue-paille, et aux agneaux gris d'un an, de l'avoine en gerbes autant que le berger voulait en donner. Jamais M. Tartarin n'avait eu d'aussi beaux agneaux, pour la taille et l'embonpoint, ils étaient admirables.

Je fis saigner à la jugulaire, cesser le régime échauffant qui fut remplacé par une nourriture rafraîchissante, composée de son, pommes de terre crues, grain cuit et un peu de paille.

Comme je l'avais prévu, la maladie ne cessa pas tout-à-coup. Environ 25 des plus beaux animaux, frappés à mort, succombèrent pendant ou peu de temps après la saignée; mais le nombre des victimes diminua graduellement, et le mal cessa ses ravages.

Ici comme dans toutes les fermes où la cause ne fut pas détruite aussitôt l'apparition du fléau et le traitement prophylactique mis en usage, la maladie a été rebelle et meurtrière. 90 agneaux gris sur 100 sont morts, les plus chétifs ont été les seuls épargnés. 3 ou 4 moutons à l'engrais ont succombé. Les brebis nourrices et les agneaux blancs n'en ont point été victimes.

La rumeur publique ayant dénoncé M. Tartarin à M. le sous-préfet de l'arrondissement, celui-ci envoya immédiatement notre collègue de Château-Thierry, qui, comme nous, reconnut une congestion sanguine apoplectique, malgré les tumeurs noires qui se manifestaient au dehors.

Le berger croyant d'abord son troupeau affecté du charbon, ne voulait point dépouiller les cadavres; mais quand je l'eus persuadé du contraire, je le vis plus d'une fois mettre son couteau entre ses dents en enlevant la peau, soit des moutons morts pendant la nuit, soit de ceux qui venaient de succomber, et cela sans le moindre accident. Je l'engageai néanmoins à cesser cette habitude.

Seizième fait. — Quelques jours plus tard que chez M. Tartarin, la maladie se déclara aussi chez M. Boucher, cultivateur à la ferme d'Artois, commune de Beuvardès. C'était pour la seconde fois depuis 6 ans. Quinze des plus beaux animaux du troupeau succombèrent en peu de temps. M. Boucher, effrayé, demanda avis à un de ses confrères du voisinage, qui lui conseilla de donner à ses moutons du seigle en gerbes. Le mal fait encore plus de ravages. Alors il apprend que le troupeau de M. Tartarin est attaqué de la même maladie que le sien, et que j'ai été appelé pour lui donner mes soins. Il va le consulter, lui demande ce que j'ai ordonné. M. Tartarin l'engage à saigner ses plus beaux animaux, à les mettre à une diète rafraîchissante, à leur faire manger, en les promenant, quelques herbes tendres, etc.

La maladie cesse bientôt. Néanmoins, 45 des plus forts antenois et agneaux gris qui avaient mangé de la bisaille et des jarosses en plus de la nourriture commune, sont morts. Le troupeau fut soumis, pendant l'hivernage, à peu près au même régime que celui de M. Tartarin. Dans l'une comme dans l'autre ferme, c'est pour ne pas avoir assez tenu compte des qualités nutritives des aliments et les avoir donnés en trop grande abondance, que la maladie de sang s'est déclarée avec autant de violence.

La terre arable de ces deux exploitations est formée par un limon frais, et le sous-sol argileux laisse pénétrer l'eau des pluies difficilement. Les plantes qu'on y cultive croissent en abondance, sont très-aqueuses et peu grenues; aussi, pour peu que l'été et l'automne soient pluvieux, si on ne prend de grandes précautions, la cachexie aqueuse s'y déclare. Il y a douze ans, cette affection décima tout le troupeau de M. Boucher, composé alors de 450 bêtes. Aujourd'hui, par suite de l'été et de l'automne dernier, la pourriture menace encore de faire un grand nombre de victimes dans les deux fermes.

Dix-septième fait. — Dans le courant de janvier 1843, la maladie de sang avec hémorragie sous-cutanée se déclara chez M. Didier, cultivateur à Saponay. Quelques brebis nourrices furent d'abord attaquées. La congestion sanguine, chez elles, se manifestait aux régions inguinales et plus particulièrement à la matrice. Sacrifiées presque toutes par effusion de sang avant la terminaison de la maladie, elles n'offrirent jamais aucune trace de gangrène; plusieurs même qui avaient fait de violents efforts simulant ceux de l'agnelage, et dont la matrice, fortement congestionnée pendant la vie, faisait saillie au dehors, ne présentèrent de lésions hémorragiques à l'autopsie que dans le tissu cellulaire des régions inguinales; celles qui succombèrent après la période hémorragique avaient du sang en nature épanché dans l'intérieur de la matrice.

Les bergers avaient donné à discrétion, pendant plusieurs mois, de la paille de blé, d'avoine, de la luzerne et des jarosses. Les agneaux blancs ne mangèrent point, cependant, de cette dernière plante.

Depuis le mois de janvier jusqu'au 8 juin suivant, malgré les nombreuses victimes que la maladie moissonnait chaque jour, on ne soumit les animaux à aucun traitement, on ne retrancha point la nourriture... Alors les ravages devenant de plus en plus effrayants, M. Didier me consulta. Mon premier soin fut de soumettre le troupeau à une diète sévère; puis, secondé par M Didier fils et par les bergers, nous saignâmes tous les moutons à la jugulaire. La maladie diminua d'intensité, mais ne cessa pas tout-à-coup.

On fit la tonte, et peu d'animaux moururent après. M. Didier perdit, sur plus de mille bêtes à laine, 36 agneaux blancs remarquables par leur taille et leur embonpoint, 25 des plus beaux agneaux gris, environ 13 brebis et 10 moutons gras.

Dix-huitième fait. — TROUPEAU DE M. MOUSSU, CULTIVATEUR A SAPONAY, COMPOSÉ DE 400 MOUTONS.

Ici la maladie s'est manifestée dans le courant d'avril 1843, et principalement sur les brebis pleines qui avaient été plus fort nourries que le reste du troupeau ; on leur avait donné, en plus de la nourriture commune, une provende composée d'avoine et de son. Plusieurs de ces brebis avortèrent, d'autres eurent une parturition laborieuse et deux succombèrent sans avoir pu agneler.

Sur 4 brebis trouvées mortes le matin dans la bergerie, deux furent ouvertes par moi, et à leur autopsie je remarquai, outre la congestion générale des organes abdominaux et l'hémorragie dans le tissu cellulaire des régions inguinales, du sang épanché dans la matrice qui répandait une odeur infecte, sans gangrène véritable de l'organe.

On diminua la nourriture. Les animaux étant généralement d'un embonpoint moyen, j'ordonnai de saigner les plus forts à la jugulaire et les autres à la sous-cutanée faciale. Le troupeau fut conduit dans les herbes tendres, et la maladie cessa après avoir enlevé douze des meilleures bêtes.

Dix-neuvième fait, 1843. — Le troupeau de M. Thieffry, cultivateur à Saponay, composé de 200 moutons, avait été, pendant l'hivernage, médiocrement nourri. Au parc, on donna tout-à-coup et à satiété du seigle vert d'abord, puis de la luzerne de première coupe, des vesces vertes et de l'avoine verte près de se franger; alors les animaux qui avaient pris en peu de temps un embonpoint remarquable, furent frappés violemment par le fléau dévastateur (1). Sept ou huit des plus beaux moutons succombèrent du jour au lendemain.

Je fus rappelé, on rentra le troupeau, je prescrivis la saignée, mais le berger ne sachant pas saigner à la jugulaire et ne mettant pas pour pratiquer cette opération beaucoup de bonne volonté, je me contentai de faire ouvrir la veine sous-cutanée faciale. J'ordonnai une diète très-sévère; pendant 3 ou 4 jours on ne fit pâturer que quelques herbes tendres; on lava, fit la tonte des moutons, et la maladie cessa bientôt.

Dans le même pays, deux petits cultivateurs (MM. Ancien et Dutrou) perdirent aussi un assez bon nombre de moutons de la congestion avec hémorragie sous-cutanée. L'un, après avoir peu nourri pendant l'hivernage, fit manger, à la volonté des animaux, du trèfle vert mélangé d'avoine repoussée déjà en frange. L'autre avait donné, pendant l'automne, d'abord du trèfle vert à

(1) L'avoine repoussée et mangée après l'hiver détermine le *sang* en peu de jours. Toutes les plantes céréales qui passent l'hiver en terre, paraissent produire le même effet.

satiété, puis un mélange de trèfle rouge et de paille de blé de mars à moitié battue.

Après la saignée et le régime diététique, la maladie cessa dans ces deux fermes.

Un autre troupeau, appartenant à M. Duval, cultivateur dans le même pays, parcourant tous les endroits fréquentés par les moutons malades, ne fut point atteint de la maladie, quoique les animaux eussent un embonpoint très-satisfaisant. M. Duval avait, comme toujours, nourri ses bêtes à laine régulièrement et donné, concurremment avec les aliments secs, des betteraves et des carottes.

Vingtième fait. — Le 2 juin 1843, je fus mandé par M. Poisson, cultivateur au Buisson, commune de Brécy, pour donner mes soins à son troupeau, affecté de la maladie de sang, avec hémorragie sous-cutanée.

Régime auquel les animaux avaient été soumis. — Pendant l'hivernage, luzerne de deuxième coupe, trèfle commun, avoine en gerbes, paille de blé, provende composée d'avoine, de résidu de vannage de blé, de menue-paille et de son. On donnait en outre aux brebis nourrices des gerbes de seigle non battues. Tous ces aliments de qualité supérieure ont été donnés sans ménagement jusqu'au seigle vert, auquel succéda de la luzerne verte de première coupe, que les animaux mangeaient à loisir sur le champ. A la bergerie, on donnait encore de la luzerne sèche.

Plusieurs moutons étaient déjà morts avant ma première visite.

Traitement. — Saignée à la veine dite angulaire,

que le berger ne pratique qu'avec hésitation, croyant son troupeau affecté du charbon. Grande diminution de la nourriture, petites promenades. Les animaux lavés depuis quelques jours sont tondus, et la maladie cesse.

Sur 550 grands animaux et 130 agneaux dont se composait le troupeau, M. Poisson perdit neuf moutons de 3 à 4 ans, une belle brebis qui n'avait point fait agneau, et six des plus forts agneaux blancs. Trois ou quatre seulement ont succombé après le traitement.

Vingt et unième fait. — Le 17 juin 1843, M. Dufrenel, cultivateur à Branges, après avoir fait conduire ses moutons à Saponay pour les laver (6 kilomètres de distance environ), vit la maladie se déclarer tout-à-coup sur son troupeau, composé de 800 bêtes. Sept ou huit des plus beaux animaux succombèrent en moins de 24 heures. Appelé immédiatement, je reconnus chez lui, par la rougeur de la peau et des muqueuses apparentes, par plusieurs autopsies de cadavres que je fis déterrer et les renseignements qu'on me donna, la congestion sanguine interne avec hémorragie sous-cutanée. Pourtant j'eus assez de peine à persuader à M. Dufrenel que cette maladie n'était ni charbonneuse ni contagieuse, et qu'elle n'avait point été contractée, comme le croyaient généralement les cultivateurs des environs, par le passage de ses moutons dans un pays où la maladie de sang faisait de grands ravages, mais qu'elle avait été déterminée par la fatigue du lavage, et surtout par une marche forcée pendant la chaleur. On tondit les moutons les plus vigoureux d'abord, on pratiqua la saignée à la jugulaire, le troupeau fut soumis à une diète rigoureuse, mené dans des prairies humides abritées par de grands arbres, et le mal fut conjuré.

Pendant l'hivernage, les animaux avaient été peu nourris, à cause de la disette, mais aussitôt le vert arrivé, ils reprirent en peu de temps beaucoup d'embonpoint, en mangeant à discrétion du seigle vert et de la luzerne de première coupe.

Il y a 7 à 8 ans, chez le prédécesseur de M. Dufrenel, dix ou douze beaux agneaux d'un an et de deux ans, fort nourris, moururent après avoir présenté les mêmes symptômes. On en trouvait quelquefois deux ou trois dans la bergerie le matin ; plusieurs, d'une couleur livide, répandaient une mauvaise odeur; tous furent dépouillés par le berger, sans accident aucun.

Vingt-deuxième fait. — TROUPEAU DE M. AUBRY, CULTIVATEUR A BRANGES, 1,000 BÊTES ENVIRON.

Ici, comme chez M. Dufrenel, la maladie se déclara aussitôt aprè sle lavage. En revenant au pays, un des bergers remarqua que ses plus forts moutons boitaient et restaient en arrière du troupeau. N'attachant aucune importance à ce symptôme de la maladie, il les fit poursuivre par ses chiens et se hâta de rentrer à la ferme. Sans doute à cause de cette célérité, deux agneaux gris succombèrent en chemin et 3 ou 4 en arrivant à la bergerie. M. Aubry, d'après les rapports du berger, croyant que ses moutons avaient été mordus par les chiens et que la chaleur avait déterminé la gangrène aux morsures, ne s'effraya point. Mais le lendemain sa terreur fut grande, 15 de ses plus beaux antenois et agneaux gris étaient morts depuis la veille ; alors comme M. Dufrenel, il crut

—Luzerne lupuline ou seigle vert, luzerne de première coupe, trèfle rouge, vesces vertes, luzerne de deuxième coupe, chaumes sur lesquels on ne va jamais avant le glanage, regains. On ne laisse point gaspiller ces pâturages.

Pendant l'ardeur du soleil, le troupeau rentre à la bergerie et n'y mange que de la paille. Par les mauvais temps, quand les animaux n'ont pu se repaître, ils sont restaurés à leur rentrée selon leurs besoins et selon leur âge, soit avec des fourrages, de la luzerne ou du grain.

Cette année, les récoltes de M. Guyot ayant été ravagées par la grèle, quelques agneaux gris dépérirent à la fin du parcage; pour les remettre dans leur état ordinaire d'embonpoint, ce cultivateur en fit une bergerie à part, dérogea à ses habitudes en les poussant en nourriture et principalement en jarosses; mais bientôt, par ce surcroît d'alimentation, la maladie de sang se déclara sur cette partie de son troupeau. Six ou sept animaux moururent en peu de temps, deux brebis qui avaient avorté, soumises au même régime que les nourrices, en furent aussi victimes. Alors je fus appelé; comme partout, j'ordonnai la saignée, la cessation du régime échauffant, l'augmentation des betteraves, et la maladie s'arrêta.

D'après mon conseil on fit une saignée de précaution à tous les autres moutons, et la congestion sanguine ne se déclara pas sur le reste du troupeau.

Avant 1836, les avantages et l'emploi de la betterave n'étant pas connus des cultivateurs de nos contrées, M. Guyot ne donnait point de cette racine à ses bêtes à laine. Alors, comme il nourrissait assez fortement, il lui arrivait d'en perdre souvent du sang. A cette époque, malgré toute la répugnance que ses voisins avaient pour la betterave, qu'ils regardaient comme pourrissante, M. Guyot tenta d'en donner à 25 moutons, concurremment avec une nourriture échauffante, jusqu'à la dose de deux kilogrammes par jour et par bête. Les animaux soumis à ce régime en peu de temps devinrent bons à être livrés à la boucherie.

M. Guyot, ne se rapportant pas aux apparences extérieures, pour s'assurer de l'état sain des organes, alla lui-même voir sacrifier ses moutons chez les bouchers auxquels il les avait livrés; ceux-ci le félicitèrent sur la qualité de la viande. En dépit de toute critique, il n'hésita plus dès-lors à donner de la betterave à tout son troupeau, et depuis ce temps, quoique ses bêtes à laine soient toujours dans un état remarquable d'embonpoint, la perte de cette année est pour ainsi dire la seule qu'il ait à déplorer.

Je ne terminerai point ce fait sans parler de l'heureuse idée qu'a eue M. Guyot d'adapter son coupe-racines à sa machine à battre le grain, en mettant à la place de la manivelle, pour mettre le coupe-racines en activité, une poulie qui reçoit une courroie de mouvement. De cette manière une seule personne peut, en une demi-heure, couper environ 700 kilogrammes de betteraves. Quand on ne bat pas, on peut ne faire mouvoir que le coupe-racines, et pendant que la machine à battre fonctionne, si on n'a pas de racines à couper, pour ne pas user l'huile et les engrenages de cet instrument, on en démonte le moteur.

Cet habile cultivateur, que je me plais à citer, va aussi

adapter à sa machine à battre un moulin à concasser le grain. Par ce moyen, les agneaux blancs, qui ont toujours de la peine à broyer les grains entiers, les digèreront plus facilement.

Mais il faut m'arrêter; ces faits, observés presque tous par moi-même, devront suffire pour fortifier mes lecteurs sur la nature et les véritables causes de la maladie de sang qui sévit sur nos troupeaux. En les comparant, ces faits, avec ceux que nous avons rapportés dans la cachexie aqueuse du cheval, et les méditant, on pourra se convaincre que si une bonne alimentation augmente la force des êtres animés et favorise leur accroissement, une alimentation trop ou trop peu réparatrice détruit cette force par excès ou par défaut d'excitabilité.

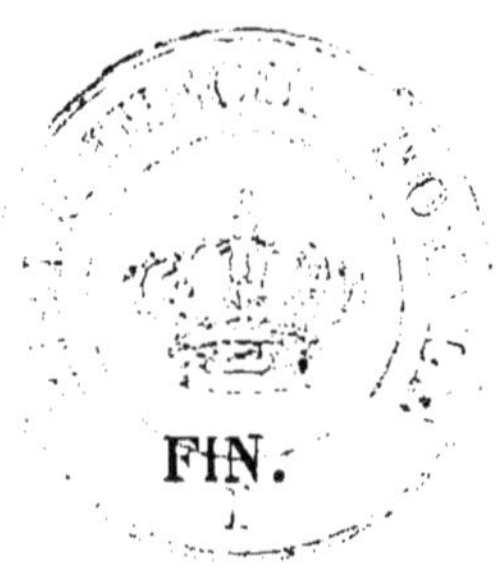

FIN.

IMPRIMERIE DE ASSY ET COMP., LITHOGRAPHES, A REIMS.

www.ingramcontent.com/pod-product-compliance
Ingram Content Group UK Ltd.
Pitfield, Milton Keynes, MK11 3LW, UK
UKHW020309180726
13839UKWH00001B/418